輝く子どものいのち

～こどもホスピス・癒しと希望～

鍋谷まこと・藤井美和・柏木道子［編］

いのちのことば社

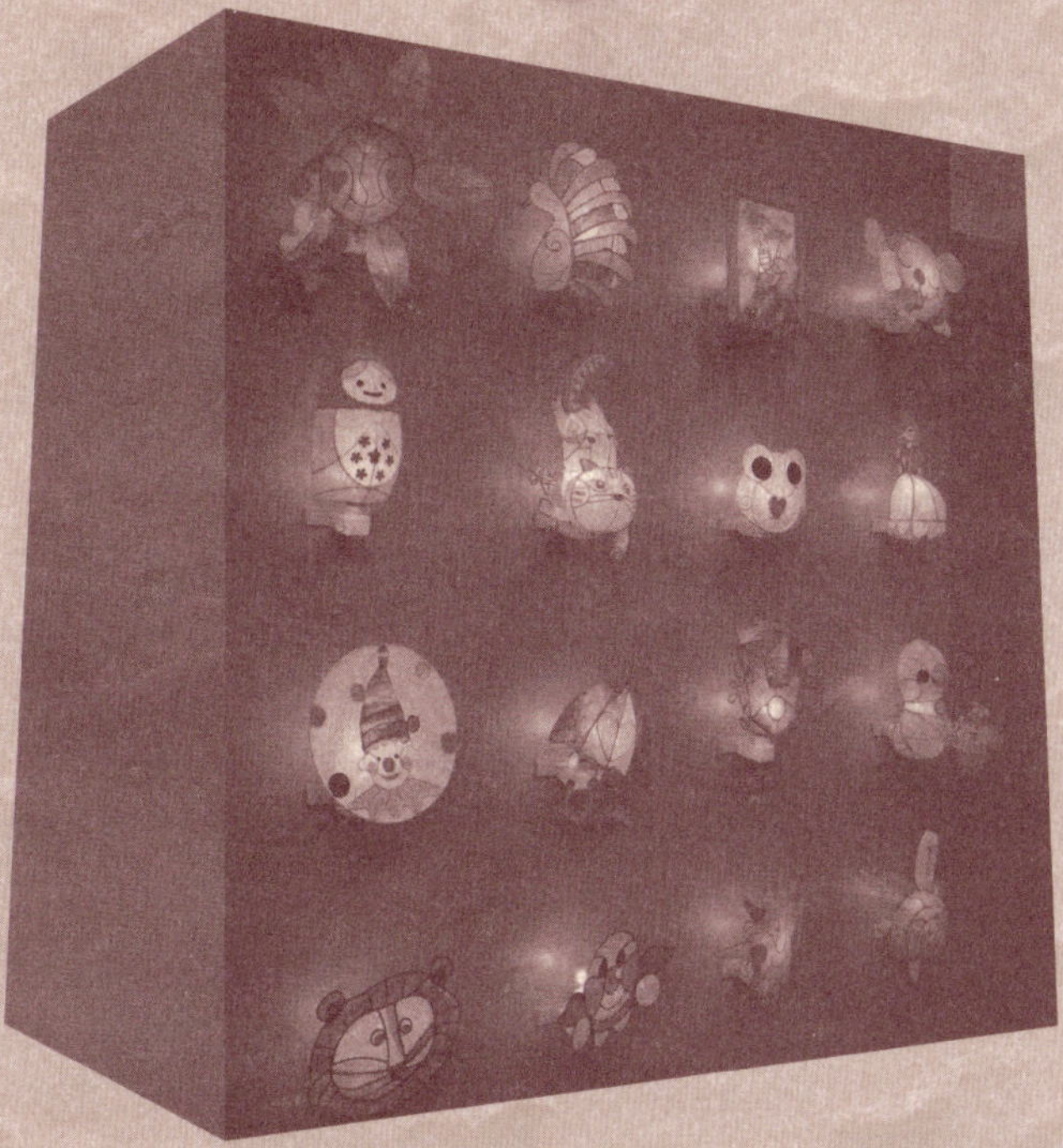

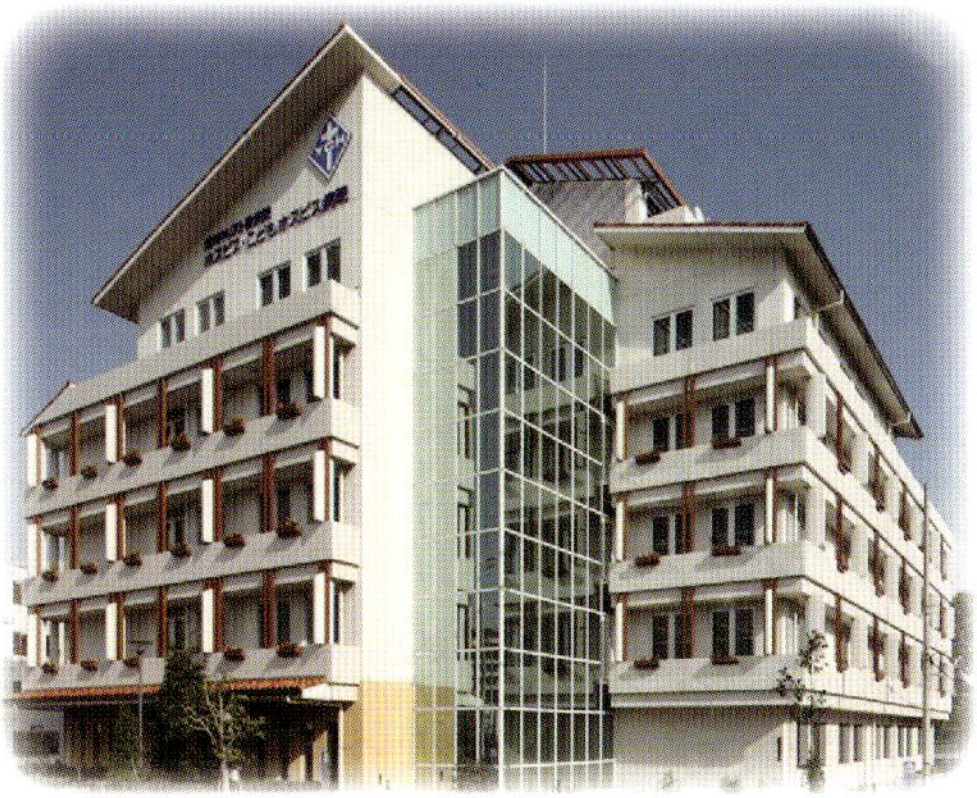

淀川キリスト教病院
ホスピス・こどもホスピス病院

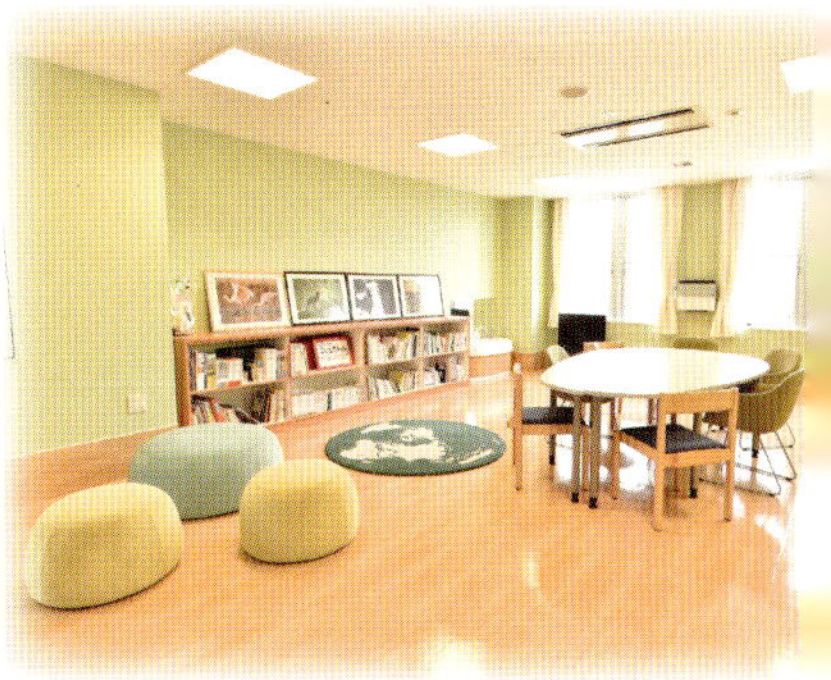

いろんな本を楽しむことができる
「がっこう」

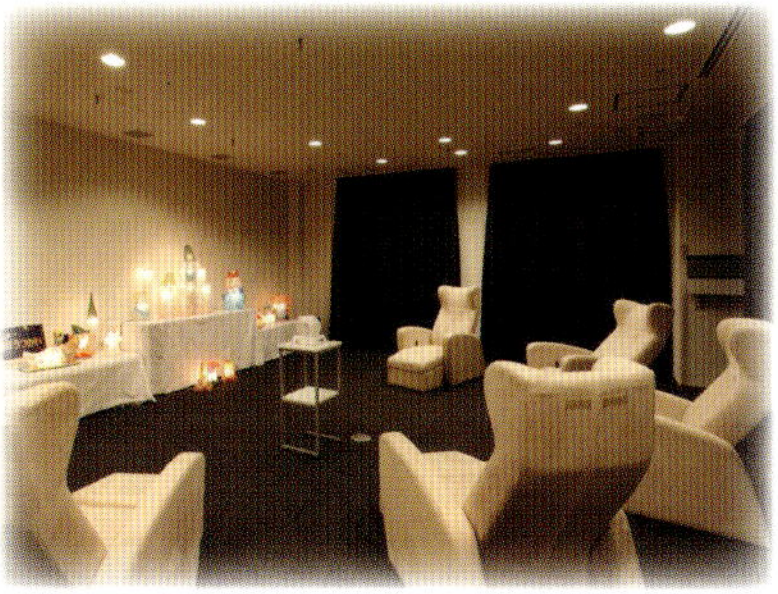

映画観賞ができる「シアタールーム」

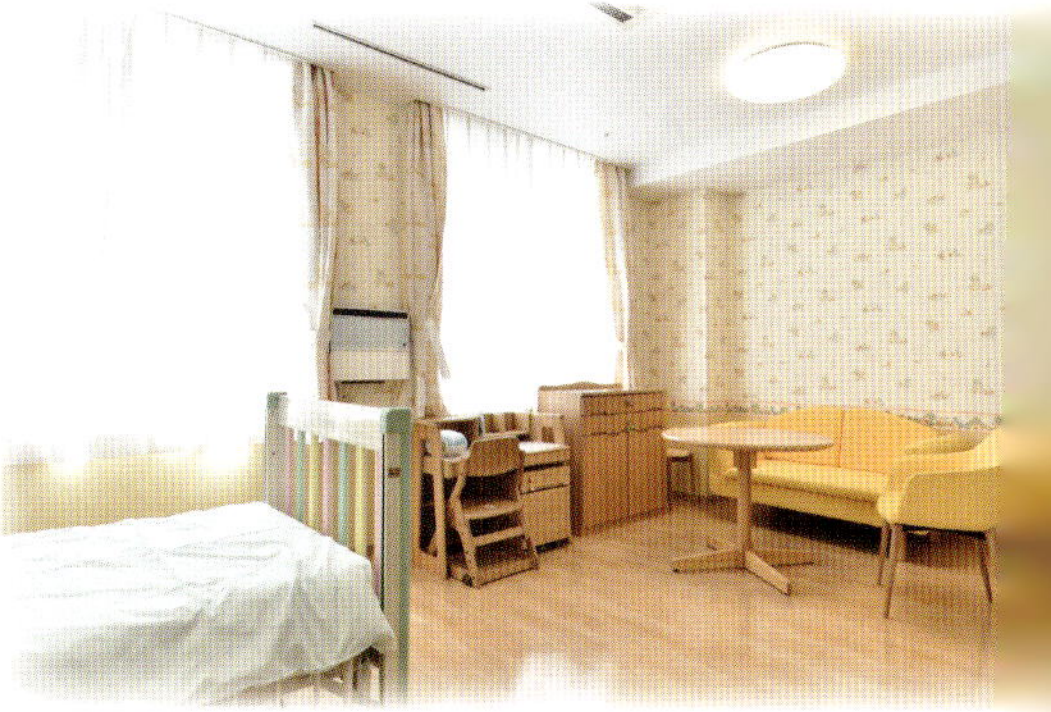

家族でいっしょに過ごせるお部屋

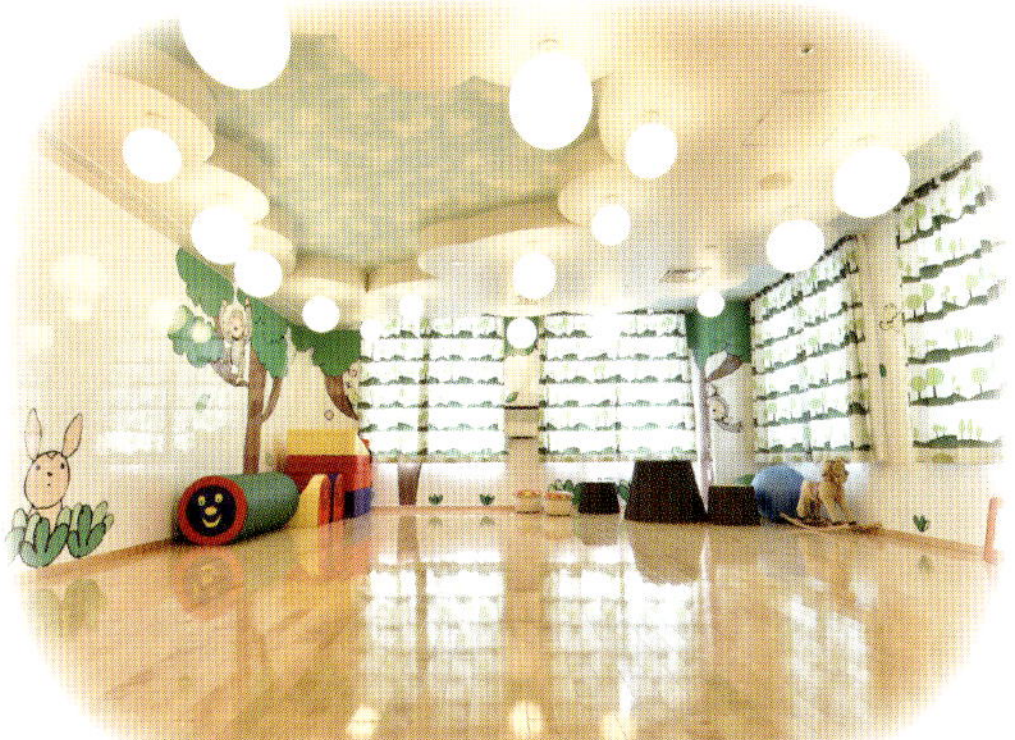

壁に落書きもできて遊べる「おそと」

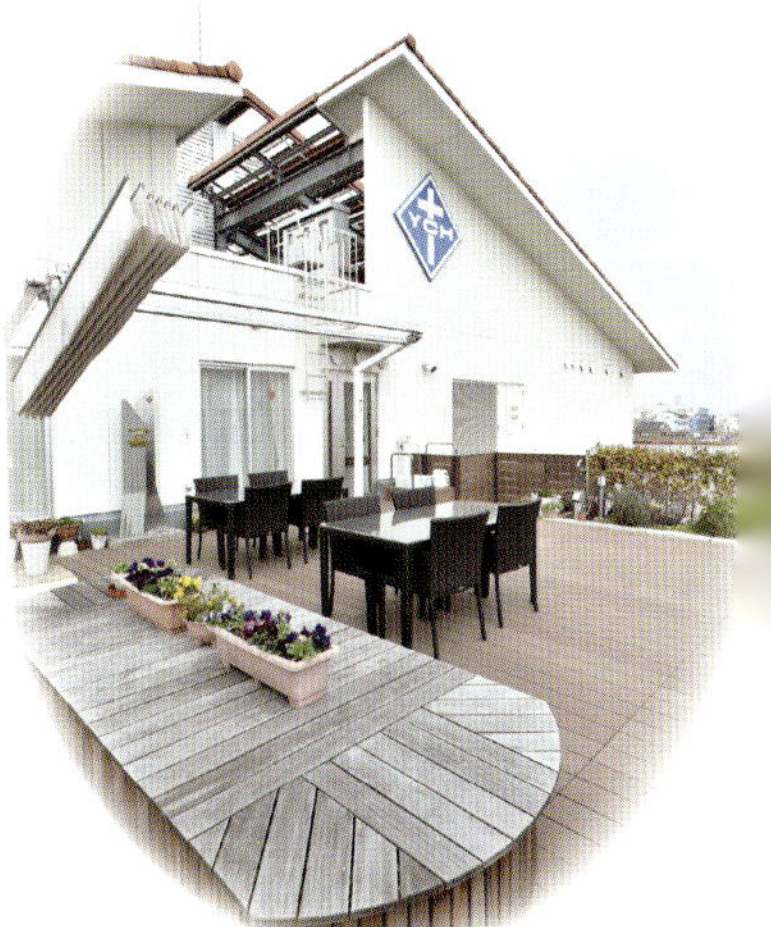

ベッドでも散歩できる「スカイガーデン

こどもホスピスのあかり

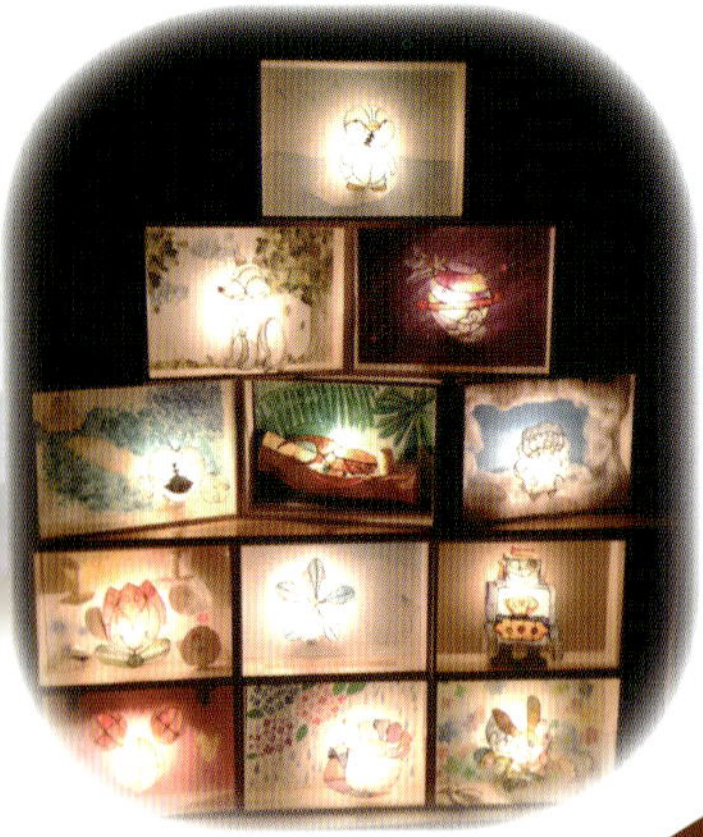

「照明塾」提供のあかりは一つひとつ手作りで、病棟内を温かさや癒しを感じられる空間としている。

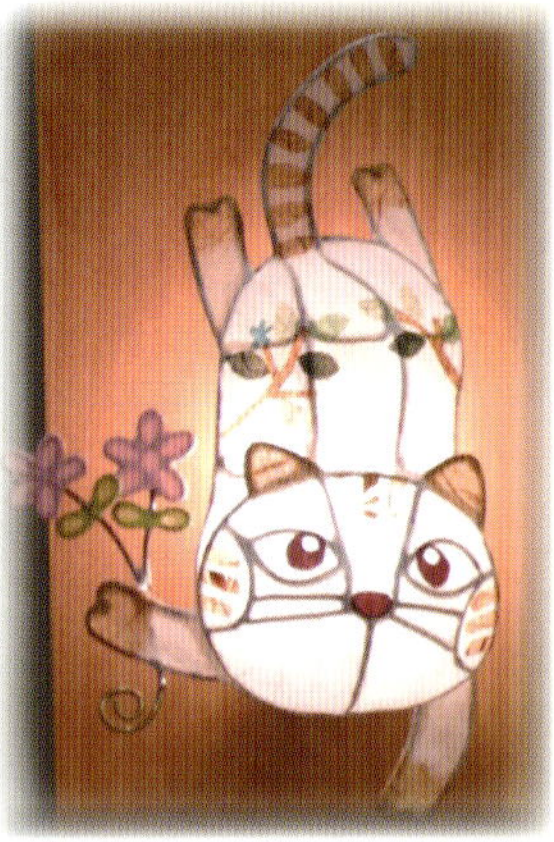

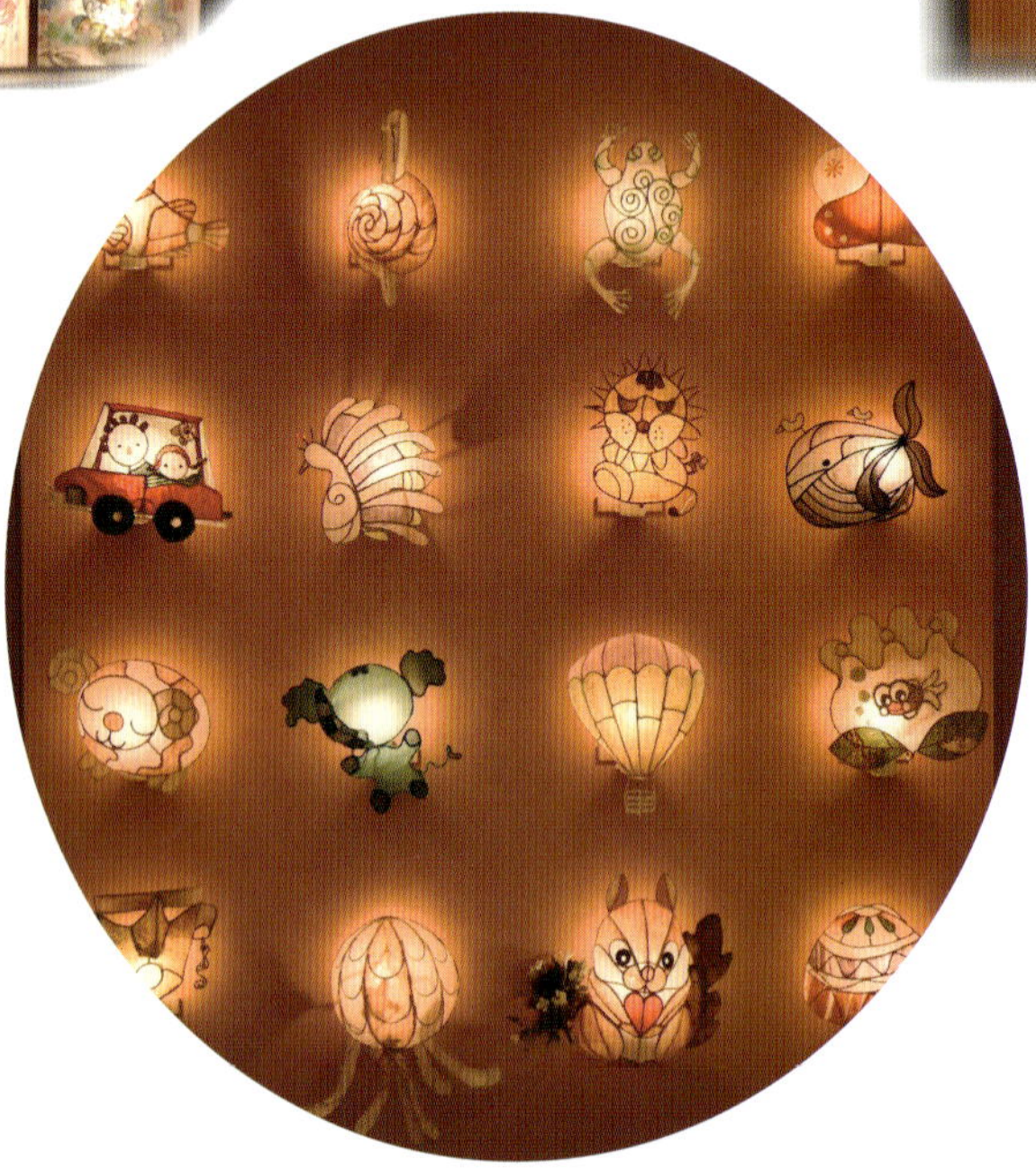

◀ 和紙で作られた手作りの「ナイトライト」は、入院してきたときに好きなものを選んで、自分の部屋の前につけることができる。

（本文158頁）

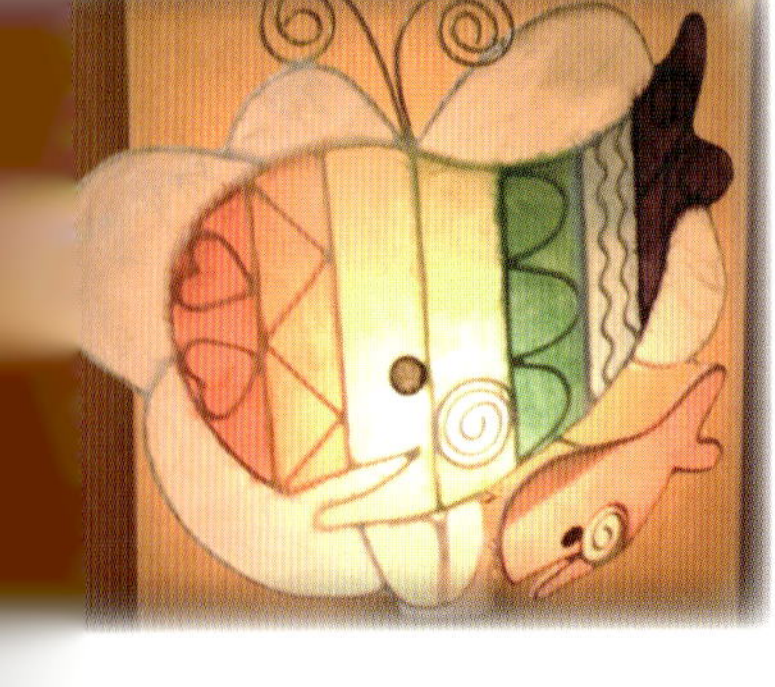

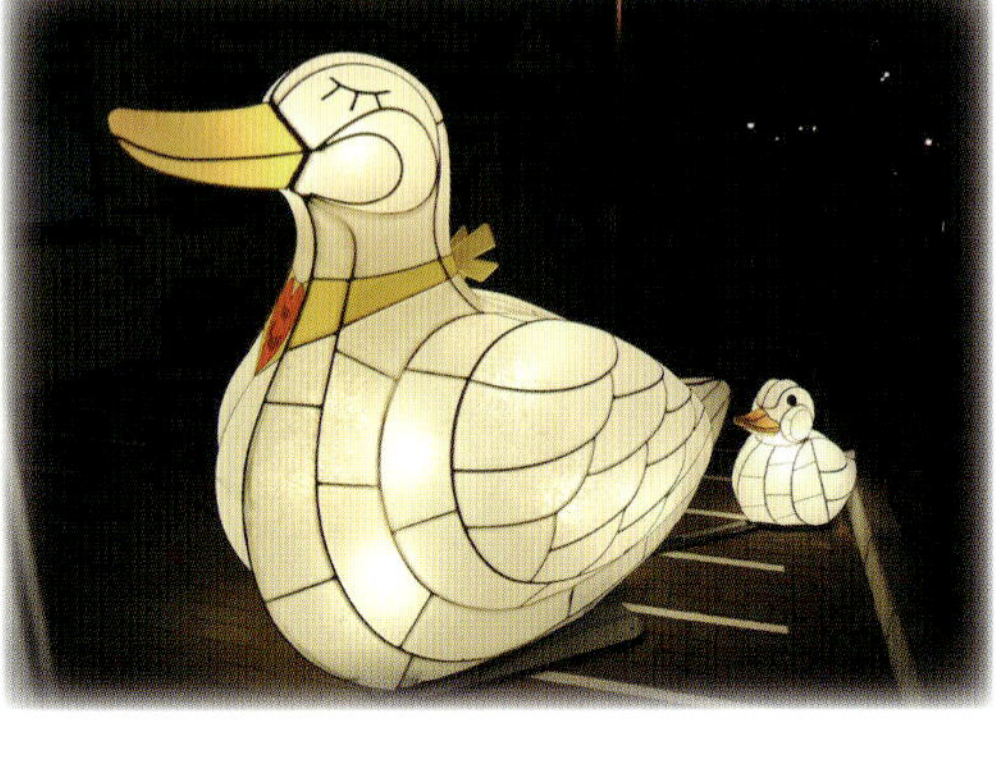

藤縄珠美ちゃん

「亡き子と生きる」(162頁)

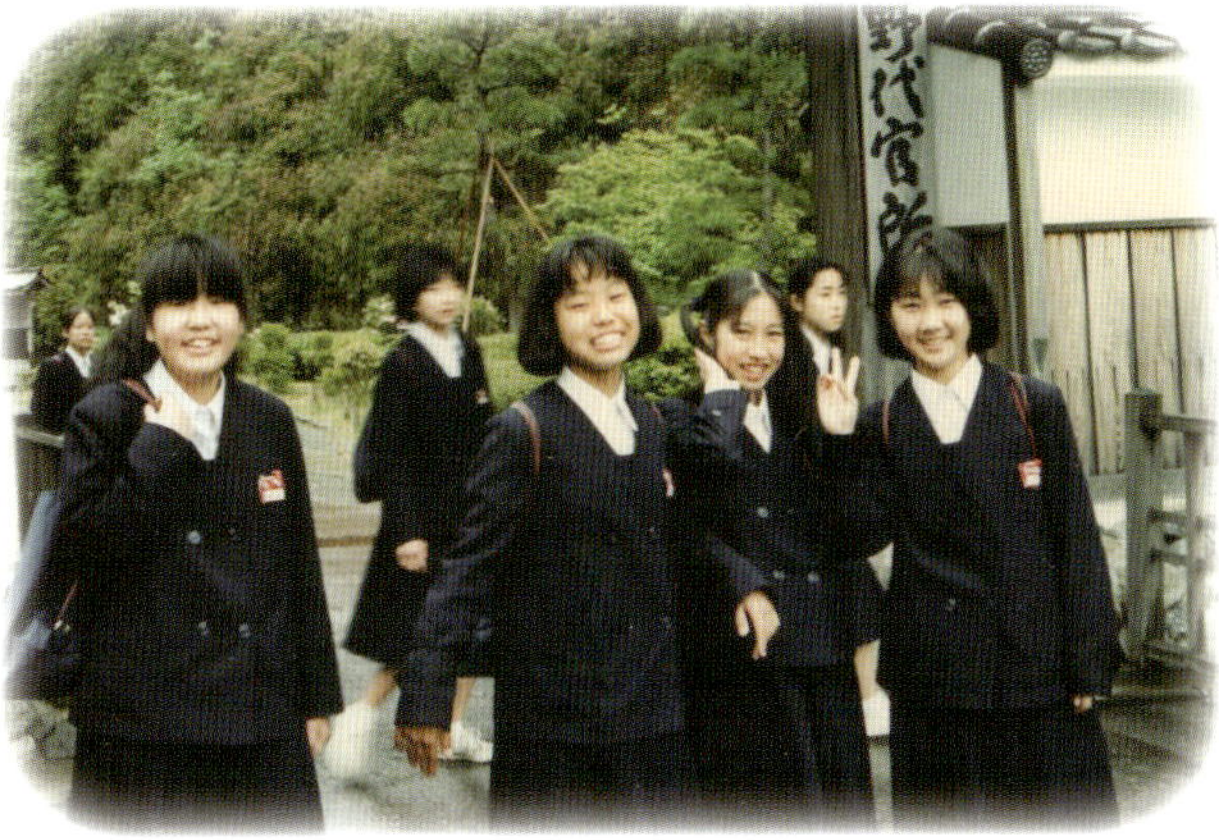

▲ 入院4か月前の転地学習先にて（右端が珠美）

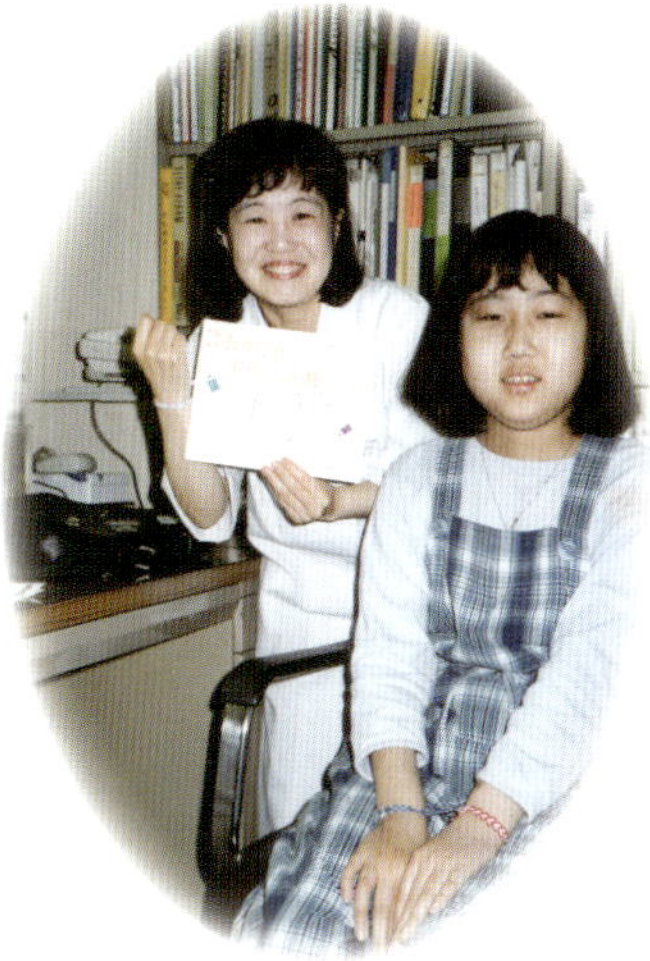

▲ 毎週病室で勉強を見てもらっ
藤井美和先生と。薬の副作用でム
ンフェイスに（^_^;）

白水葵ちゃん

「葵」(171頁)

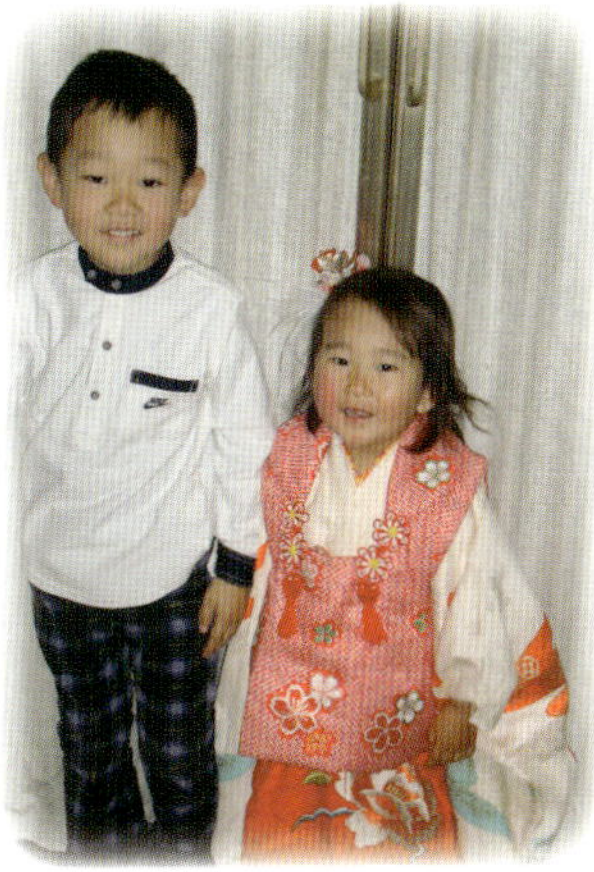

▲ 2010年のお正月。着物大好きの葵（葵2歳8か月）。

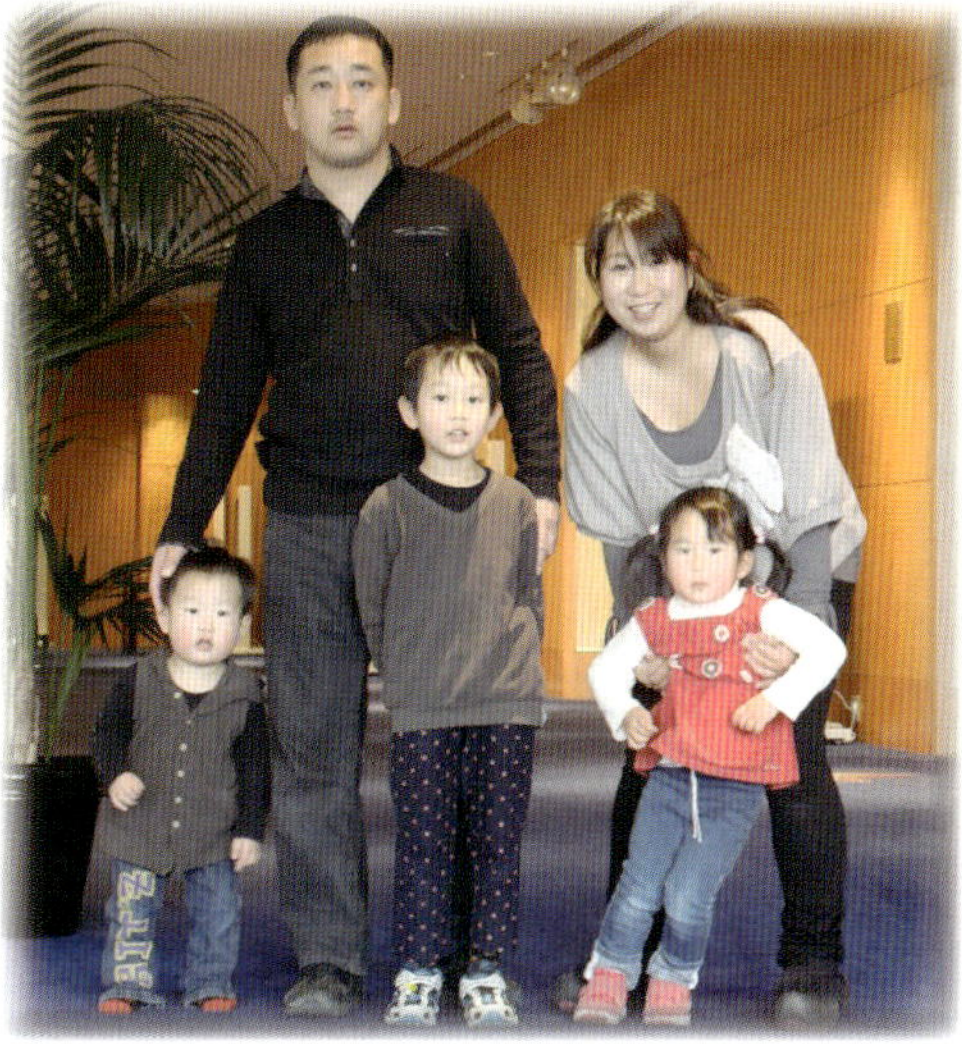

▲ 2011年2月10日。10年目の結婚記念日に式を挙げたウェスティンホテル淡路で（葵3歳10か月）。

福本尊くん

「余命宣告を受けた日」(178頁)

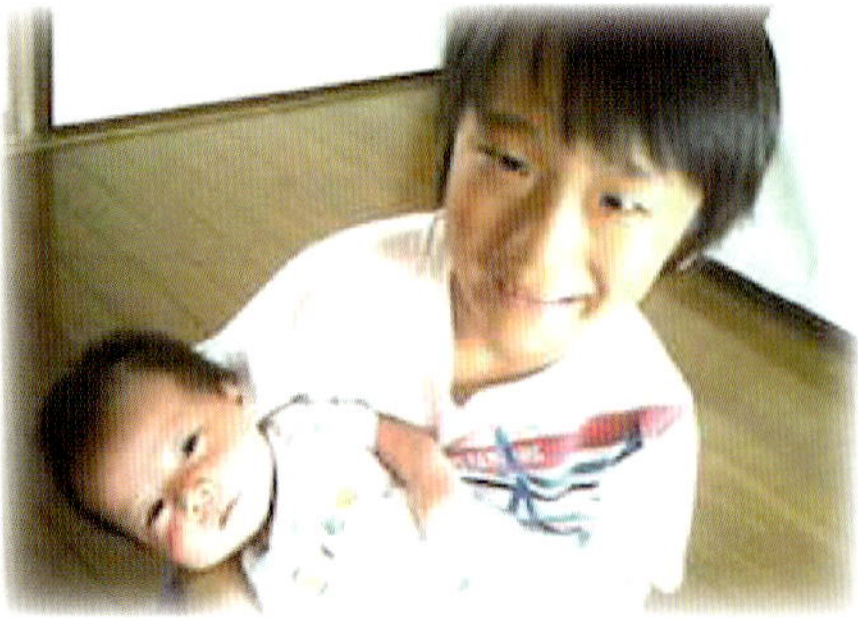

◀ 妹ができて、お兄ちゃんらしくなった尊。

▼ 生検手術、放射線治療を終え、退院後のクリスマス。

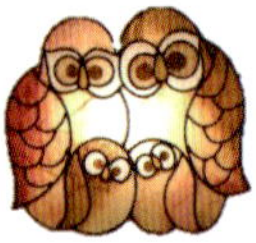

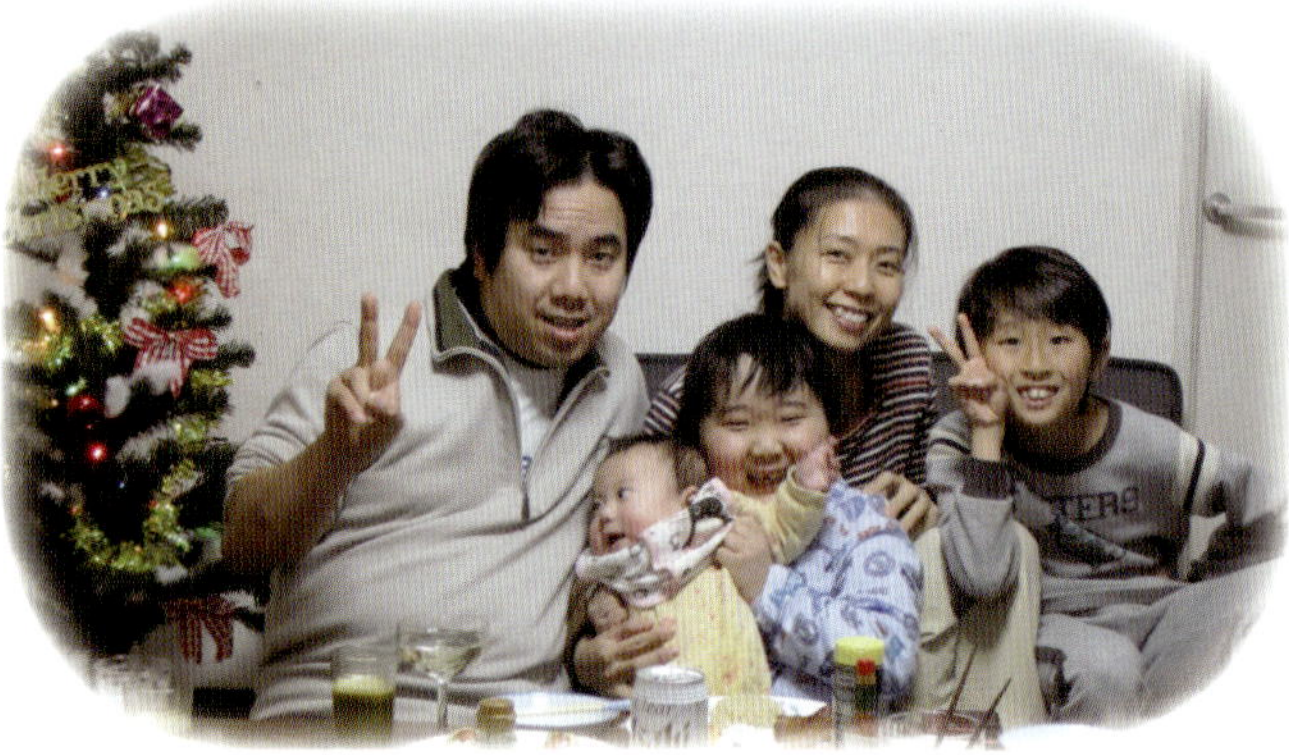

山川涼佳ちゃん

「すーちゃんあのね」(189頁)

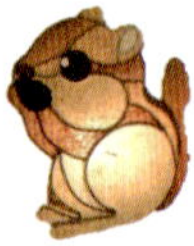

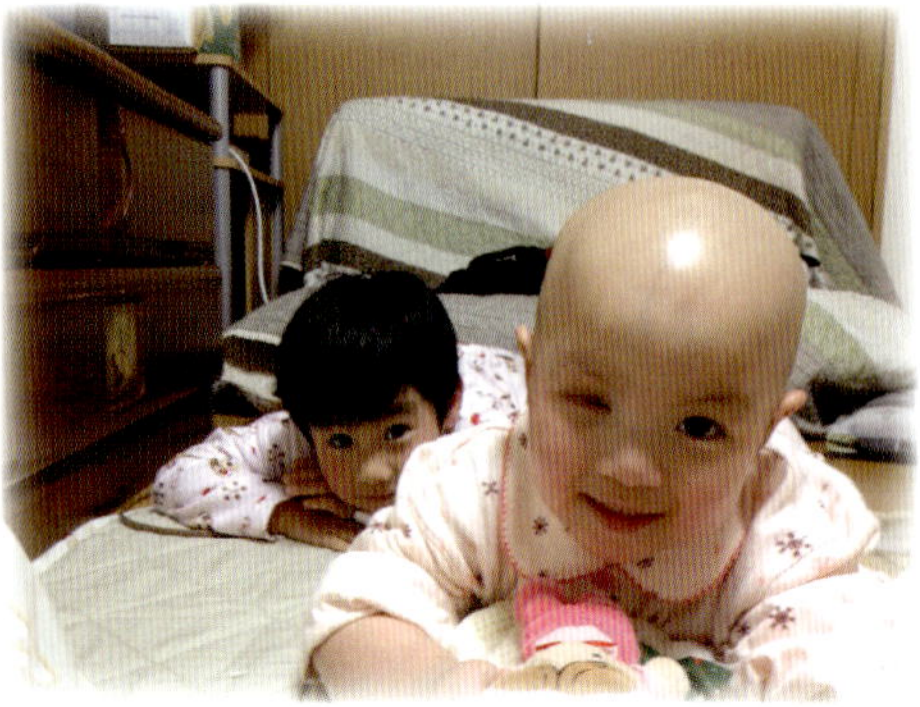

▲ まてまてー
2012年末、治療を終了し退院中。再発前の家族が一番穏やかな日々。

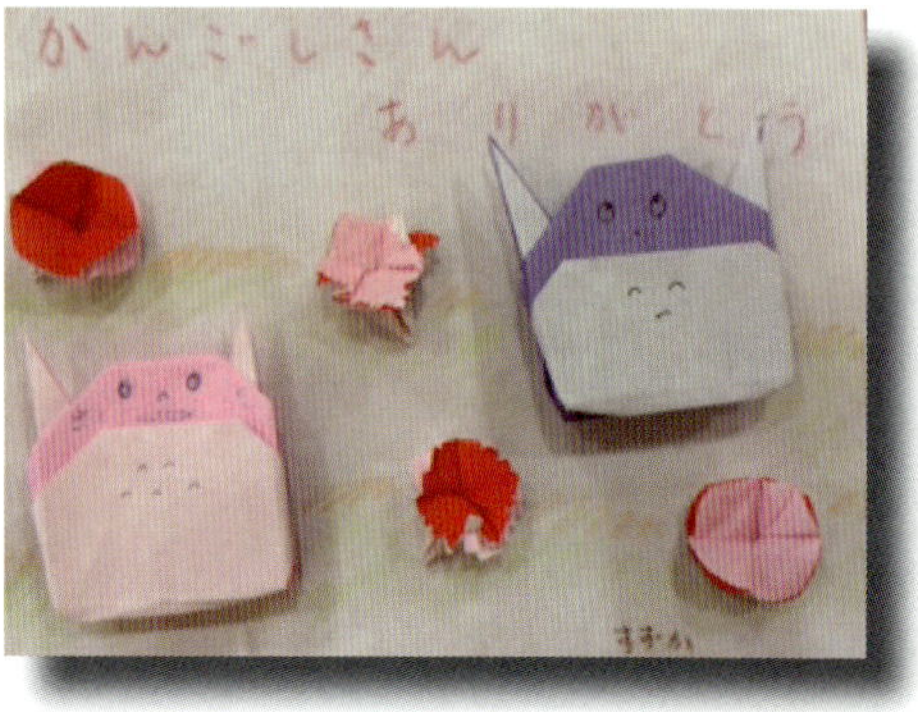

▲ 母の日に。お世話になった看護師さんへ贈った最後の折り紙。

序文

淀川キリスト教病院グループ理事長／淀川キリスト教病院名誉ホスピス長　柏木哲夫

医学、看護、介護、福祉などの分野に共通していることは、時代の流れにつれて分化するということだと思います。医学が基礎医学と臨床医学に分化し、臨床医学が外科や内科に分化し、外科は消化器外科や呼吸器外科に分化してきました。看護も小児看護、老人看護などに分かれています。

この傾向は、ホスピスや緩和ケアの分野においても見られます。「老人緩和ケア」(Geriatric Palliative Care) や「小児緩和ケア」(Pediatric Palliative Care) という言葉に、それが表れています。ホスピスの分野でもエイズホスピスという働きがあり、在宅ホスピスという言葉も生まれています。

このような流れの中で、「こどもホスピス」の特徴は何でしょうか。それは当然のことですが、ケアの対象が大人ではなく子どもであるということです。死の概念は普遍性、不可避性、不可逆性、因果性の四つだと言われています。子どもは、九歳ごろから次第にこの概念が確立されてくると言われています。

私たちは、発祥の地であるイギリスのこどもホスピスでのケアに学び、小児病棟での経験をもとに、自分たちの実際のケアをていねいに積み上げてきました。その結果をこの「こどもホスピス」からしっかりと発信していく責任を負っていると思います。

「こどもホスピス」のもう一つの大切な働きは、家族のケアです。一般のホスピスでも、家族ケア、遺族ケアは全体のケアの中で重要な位置を占めますが、「こどもホスピス」においてはその重要度は何倍にもなります。家族、仲間とともに生きる、癒しと希望の病院として開設されたこの病院は内部の全体構造も病院らしくない病院として工夫されています。それぞれの階にコンセプトがあります。

一階は「希《のぞみ》」を象徴するチャペルやリハビリテーション室のあるフロア、二階は「陽《ひだまり》」を味わうことのできる陽だまりのようなぬくもりに満ちた子どもの病室とお見舞いに来た家族や友だちと遊べるプレイルーム、三階は「癒《いやし》」を共有できるイベントフロアや和室を備えた交流の場としての空間、四階「風《かぜ》」では大人の方々が入院しているホスピス病棟、最上の五階「宙《そら》」はスカイガーデンでベッドのまま自然の空気を味わい、植物や小動物にも触れることができ、三六〇度の眺望を楽しむことができる場所となっています。

アジアで初めての「こどもホスピス」が淀川キリスト教病院グループでスタートして二年半になります。このようなタイミングで本書が出版されたことは、実に意義深いことだと思います。本書の特徴を一言で言うと、「臨床的」だということです。「こどもホスピス」での体験を通して、子どものいのちについて、生きる意味について、死について、本人、家族、スタッフが考えたこと、気づいたことが記されているからです。

すべての執筆者が立場や場所は違っても、子どものいのちについて真剣に向き合い、洞察を深め、研究し、いのちのケアを実践しておられる方々です。加えて、実際にお子さまの死を体験された親御さんが、死へのプロセスで感じられたことを率直に書いておられる文章から、ケアに関わるスタッフは多くのことを教えられました。

日本において、「こどもホスピス」はスタート地点に立ったばかりです。子どもの数が減少し、医学の発達によって白血病やがんで死亡する子どもは減少しましたが、難病を抱える子どものレスパイトケア（家族や介護者に休息を与えるケア）は、今後ますますその必要度を増すことでしょう。

＊　＊　＊

この本の構成も述べておくことにします。

第一章では、子どものいのちの誕生と発達、そして死の理解の発達的変化、十分な言語で心の内を表現はできないとしても子どものたましいの奥深くに存在する死に対する不安や悲しみ、そして親の苦しみをスピリチュアルなテーマとして取り上げています。

第二章では、日本で初めての「こどもホスピス」の建物の構造および二年半にわたる診療とケアの報告、そこで中心となる小児がんについて、モデルとなったイギリスの「子どもホスピス」からの報告と訪問記などが記されています。

第三章では、ホスピスの現場から「こどもホスピス」でわが子を看取った親たちの手記とスタッフの気持ちが率直に愛深く報告されています。

子どものいのち、子どもの死、見守る家族やケアをする人の役割などに関心を持つ方々に一読をお勧めします。

目次

＊七五頁、一三九頁の写真はChildren's Hospice South West（http://www.chsw.org.uk）の提供です。

Ⅰ　子どものいのち

～成長・心理・死～

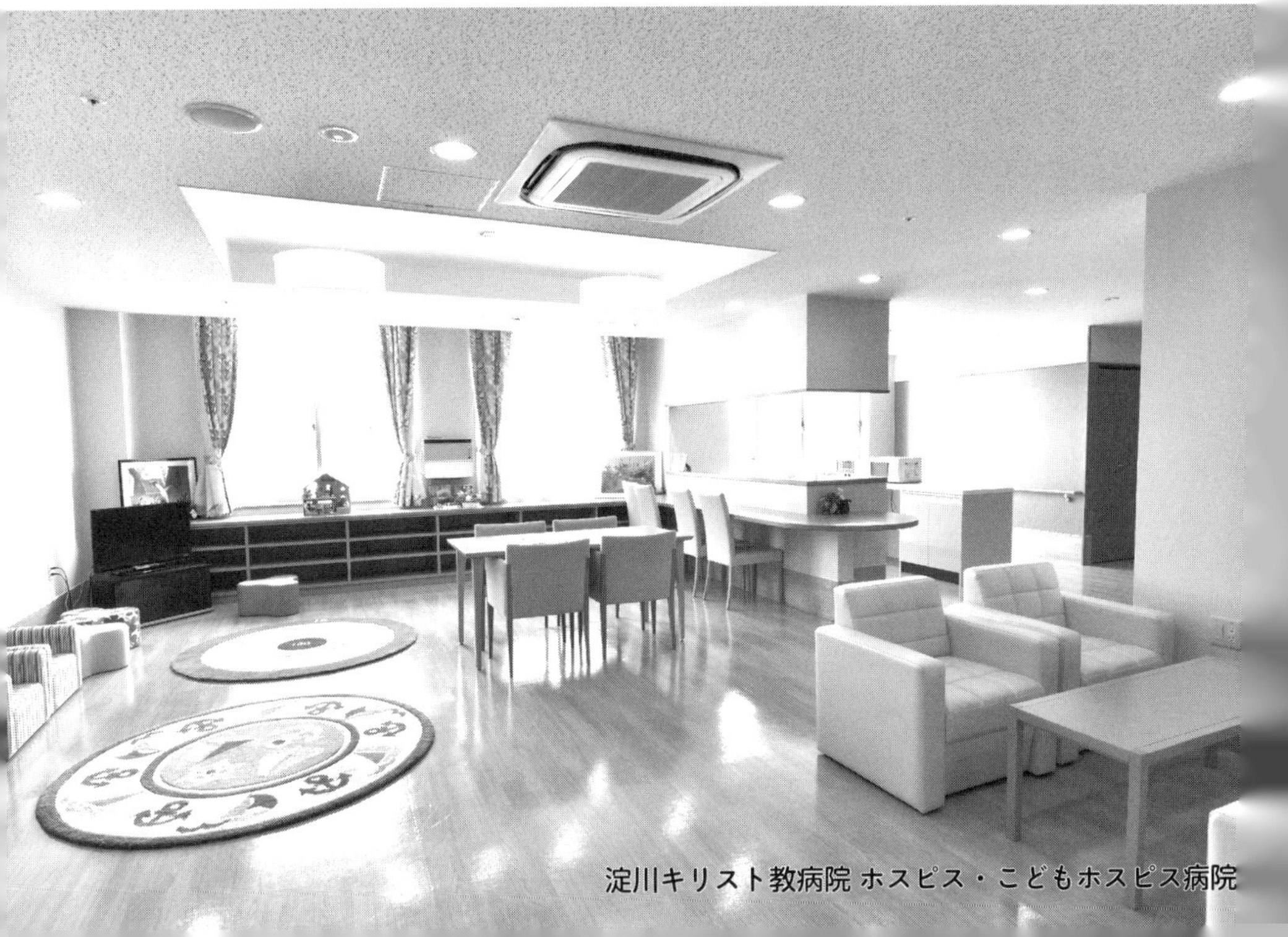

淀川キリスト教病院 ホスピス・こどもホスピス病院

子どものいのちの成長と心の理解

大阪キリスト教短期大学元学長　柏木道子

子どものいのちの誕生――いのちのはじまり

二十世紀後半から二十一世紀にかけての生命科学は、これまで人々が抱いていた人間に宿るいのちについての考えを大きく変えかねないほどに驚異的に発達しました。生命誕生の謎は、神秘的な響きを含むいのちのレベルから、現代に生きる人間のあくなき好奇心と欲求によって、クールでどこまでも追究可能な自然科学の分野に、その中心を置き変えつつあるようにも思われます。またiPSの研究は、神の創造の領域である生命の誕生を再生医療の分野に取り込み始めました。

創世記一章二七節、「神は人をご自身のかたちとして創造された」とあり、天地を創造された神が神の姿に似せて人間を創造されたと明記されています。そして創世記二章七節には、「土地のちりで人を形造り、その鼻にいのちの息を吹き込まれた」とあります。宇宙創造のすべての現象の中で人間の誕生ほど神秘的で、不思議なものはありません。同時に、生命体をもって今を生きる私たちがその深い意味を受け取り、謙虚にいのちを見つめることはとても重要です。

子どもがこの世に誕生することは、その親や家族にとって何にも代えがたい大きな喜びであるという事実がある一方で、すべての親や家族がその子の誕生の喜びを文字どおり受け取れるとは限らないことも事実です。子どものいのちの誕生を不安な気持ちや心理的に拒否したいという気持ち、また疑問をもって親になる人もこの世に存在するからです。

それぞれの子どものいのちがこの世でスタートするとき、当事者が抱える状況や人間関係は決して同じではありません。誕生時の体重一つとっても、三五〇〇グラム～四〇〇〇グラムの大きな赤ちゃんもいれば、一〇〇〇グラム～一五〇〇グラムの未熟児と呼ばれる赤ちゃんも産まれます。時には五〇〇グラム～九〇〇グラムの低出生体重児として産まれた赤ちゃんも、一年経つと一歳児になります。身体的に五体満足で健康な子どもばかりでなく、先天的にまた出生時に種々のハンディを抱えて人生をスタートする子どもたちもいます。また、その子どもを受け入れる親が、その子の成長過程に生じるあらゆる問題に愛情と知恵をもって対処しようとしているか、不安が大きすぎて子育てを放棄したいような気持ちを抱いてしまうかにも分かれます。親が産まれてくる子どもにどのような思いをもっているか、当人にはあずかり知らないことですが、養育者の心情やその家庭状況は現代社会においては多様で、きわめて複雑です。

旧約聖書の詩篇一三九篇一三節に、「それはあなたが私の内臓を造り、母の胎のうちで私を組み立てられたからです」とあります。この聖書の言葉は、子どもがこの世に誕生する前、すなわち胎児が母の胎内でどのようないのちの始まりをするのかについて記しています。生命科学・生殖医学が目覚ましく進化している現代にあっても、この神秘的な記述――母の胎内で内臓が一つ一つ組み立てられ、生命体を造るという事実は変わることがありません。大人の人間の体を造り上げている細胞の総数は六〇兆と言われています。産まれたての新生児の細胞は発達初期の数年で驚異的に増殖し、十数年のうちに大人の体を造り上げます。その発達の可能性は、誕生時の新生児の脳に秘められているのです。

妊娠中に胎児は胎内でどのように形造られるのか、神秘的でもあり恐ろしくもあるこの事実を、現代の医学では逐一超音波、エコーによって視覚的に見ることができます。各臓器の発達の状態や動きはエコーで見ることができますが、どのような力が働いてそのことがなされるのかを人間は知ることができません。ただ、母親の精神が安定しているときに胎児がどんな動きをするか、また、母親が怒りや攻撃的な気持ちをもって精神が高ぶっているとき、また何かの強いストレスで気持ちが萎縮しているとき、胎児がどのような動きをするのかはエコーで見ることができます。そのことによって、妊娠中の母親の二百八十日の精神状態が胎児の神経細胞の組み立てに多大な影響を及ぼしていることがわかります。

しかし、十年―二十年という長い成長発達過程において、家族関係、経済状態、健康状態が厳しく困難な環境の中にあっても、自分のことを心から愛している人がいる、見守り、気にかけてくれている人がいる、また存在価値を認めてくれる人がたとえ一人でもいるならば、そのことが自分の心を育てるのに計りしれない良い影響をもたらしたということに、その子が大人になり、やがて人生の終焉に近づいてその生涯を振り返るときに、初めて気づくということがあります。

子どもは〇歳、一歳、二歳と年数が経つなかで、食べる、歩く、走る、跳ぶ等の身体機能が発達し、五感の感受性が高まり、言葉によって自分の意思を伝えることができるようになっていきます。そして喜怒哀楽の情緒が発達し、思考力ができ、新しいものを創造する力を身につけて成長していきます。多様な力の総合によって、肉体の発達とともに、子どもの心（時には精神とも表現する）が育まれていくのです。

子どものいのちは何によって発達するのか

昨今、新聞紙上に、虐待をする親の成育歴がかなり頻繁に、それも詳しく報じられるようになりました。一人の人間が生まれてから二十年～三十年経って親になるとして、その人自身の誕生から乳幼児期→児童期→青年期に養育された心の状態が、子どもへの対応にごく自然に現れることは想像に難くないことです。しかし、親から子へ、その子から孫へと単純に伝達されるときに、マイナス要因を超えて、子どもの心に働きかけ、その子を受け入れ、存在価値を認め、愛し、信頼し、期待することはとても大切なことです。それらのことを子どもたちが強く感じられるならば、逆境から立ち直る力を得るのです。青年期になって自らの成長過程を客観的に振り返ることができるようになったとき、自分が経験した逆境を引きずって生きていくか、逆境を克服して前向きに生きていけるかで、その人の人生を大きく左右します。

生物学者アドルフ・ポルトマン[1]が指摘するように、人間の新生児がその生命を維持し成長していくためには親の庇護こそが必要なのです。それは、子どもが全く無防備で、受け身の状態で誕生していることを意味します。養育者の庇護がなければ、一日たりともいのちを長らえることができないのです。もしもこの世に誕生した最初の段階で、もっと厳密には母親が妊娠した段階で、喜んでもらえなかった子どもは大きなハンディを背負って人生のスタートすることになります。周りの大人のだれもサポートしてくれないなかで、世の風雪に生涯ひとりで立ち向かわねばならないとしたら、それはあまりにも過酷な人生です。

赤ちゃんは授乳によって身体の成長に必要な栄養をとり、入浴やおむつの交換によって身体の衛生状態が維持され、親や養育者に抱かれて安心感を与えられ、名前を呼ばれるたびに微笑を投げかけられ、言葉をかけられながら、周りの状況をゆっくりと味わい始めます。養育者がどのような思いで授乳するか、どのような願いや愛情を込めておむつを替えるか、どのような喜びの中でその子を胸に抱きしめるか。子どもはそれに対して笑みを返し、どこへ連れて行かれようとも安心して眠り、リズミカルに手足を動かし、あたりを見回し、声や音に反応するのです。それらがすべて乳幼児の成長の栄養源になって、心身を形成していきます。

最近、ベビー・マッサージが赤ちゃんの成長に良い効果があると新聞等で紹介されています。皮膚刺激を通して愛情や信頼感を伝え、赤ちゃんの心身の発達に素晴らしい効果があるという趣旨なのですが、このことはタッチング（接触）、スキンシップという概念ですでに言われていることです。アシュレイ・

モンタギューは、人間の皮膚には心があり、特に乳幼児期の皮膚は感受性が強く、親が子どもの皮膚・肌に触れる、なぜる――マッサージする、という原体験は、子どもの心身の発達に重要な要因となると指摘しています。幼児をどれほど頻繁に愛撫しても、過度になりすぎることはないと言っています。[2]

また二歳くらいまでの子どもは、泣くという方法で不快を訴え、欲求を伝えますが、親に忍耐力がなければ、昼夜構わず激しく泣く子どもを泣きやませ、心を落ち着いた状態にするのはとても困難です。子どもの成長はゆっくりですが、着実です。数限りない日常生活の積み重ねによって育っていくのは明らかです。

子どものいのちを育み、心を豊かに成長させるのに最もふさわしいキーワードは、発達心理学者E・H・エリクソン[3]の言葉を借りるならば「原初的信頼感」であり、同じくJ・ボウルビィ[4]の言葉では「アタッチメント（愛着）」と言えると思います。

これらはいずれも、親子の関係、養育者とその子どもの実践的で具体的な行為を示す概念です。これは双方の関係です。養育者が愛情と信頼を込めて子どもを抱くとき、子どもは温かい胸の中で、この世に生まれた喜びと人生に対する信頼や希望を感覚的に知ることができ、その後の人生において他者への信頼と愛着を心と行動で表すことができます。そういう意味で、そのことが生涯のあらゆる段階での発達成長の土台となるのです。

小児科医M・H・クラウス[5]は『母と子のきずな――母子関係の原点を探る』（*Maternal-Infant Bonding*）の中で、まさしく新生児が母乳を飲むときの母親の匂いを通して、また目と目とを合わせて言葉以上のコミュニケーションを交わすとき、また母親が体をゆりかごのように揺らして眠りを誘うとき（この行為はエントレインメント〔同調行動〕と呼ばれています）、母子の心身は一体となって双方向性の刺激――子どもには心地よい刺激を、母親には母性の喜び――を伝え合うと述べています。幼い子どもが自分の存在をよしと感じ、自分の存在が他者に喜びを与えていると感じることができるならば、その子にとって生涯にわたって大切な自尊感情を育くむ土台となります。とりもなおさずそれが子どものいのちを育て、幼いながら、子どもが生きる意味を、生きる喜びや希望を感覚的に知ることができるのだと言えます。

身体的にハンディをもって生まれた子ども（たとえば、視覚、聴覚、手足のハンディ等）を、親および養育者が使命と喜びをもって育てるとき、健常児以上の発達を見ることができるのは驚きです。先天的なハンディであっても、養育者の心と知恵で、その子に宿る生命力の結集を見ることができるのも確かです。現実にはそのハンディがそのまま放置されたり、全身の発達にブレーキをかけてしまったりする場合が多いのですが、それを病院や他の種々なる医療施設、またこどもホスピスがその子に託されている生命の質を尊厳をもって守り育てる役割があると思います。

子どもが出すサインをどう理解するか

子どもは日々種々なサインを出しながら成長しています。食欲不振、昼となく夜となく泣く、じっとしていて不活発、養育者の言うことを聞かない、多動、反抗的、寡黙（言葉が出ない）、表情が硬く笑わない、喜怒哀楽の情緒表出が不安定、落ち着きがない、怒りっぽい、夜眠りが浅く頻繁に起きる、反応が鈍い、周りに何も興味を示さない、睡眠のリズムが不安定、頻尿、夜尿、トイレットトレーニングをしにくい……等、多くの子どもが親の心配するいろいろなサインを出します。最近では種々のアレルギー反応、ぜんそく、アトピー等、医学的な対応の必要なことも起こります。一過性でなく、頻繁に、しかもひどくなり、長期間続くならば要注意のサインだと言えます。なぜなら、子どもの出すサインは少なくとも、その子の心身の状態と環境への反応から出ていることに間違いないからです。

子どもの出すサインは一過性のものもあれば、時には重大な発達上の問題を含んでいることもあります。養育者の愛情不足からくる心理的な反応である注意喚起行動（親や養育者の愛情を自分に向けてほしいという欲求から起こる行動——大きな声を出したり、目立つ行動をとったりする）が一時的に生じても、周りの養育者がすぐそれに気づいて対応すれば、後に発達上の問題を残さないこともあります。けれども愛情不足が根底にあり、児童期－思春期－青年期と発達段階を進んでいくなかで、学校生活や友人関係でのつまずきから不登校やいじめ、反社会的行動に発展する場合があります。子どものサインに一喜一憂は禁物ですが、いずれの場合も細心の注意で見守ることが大切だと思います。

親や養育者、きょうだいの死や環境の変化という原因がある程度わかっている場合の反応であれば、周囲の大人は気づきやすいでしょう。原因が明らかでないのに子どもが本来持つ活発さや好奇心、きらきらと瞳を輝かせて生きている姿から大きくずれていると思われる時には、身体的精神的な原因を探り早期の対応が必要です。子どものいのちが危機にさらされているかもしれないからです。元来、子どもは元気で好奇心に満ちていて、なんでも手当たり次第に触り、回したりひねったりして、その物を分解し、最後には壊すほどの時もあります。外に向かってエネルギーを発しているよりも、周りの環境に何の関心も払わず、ひとり自分の世界に閉じこもってしまうというサインのほうが心配です。

子どもが出すサインをどのように理解すればよいか。これはなかなか困難なことですが、同じ傾向が続いたり、だんだんひどくなったりする場合は、発達上の問題を考えなければなりません。

子どもが出す身体的サイン――発熱、頭痛、食欲不振、下痢、痙攣、かゆみ等――が一時的である場合は、その子の持っている生命力によって自然治癒していくこともありますが、重篤な病気の疑いを感じる時には、小児科医の診察を受ける必要があります。心理的な理由による場合、元気がない、情緒が不安定、ヒステリックに頻繁に泣き叫ぶ、眠りが浅く夜泣きをする、ということがあります。虐待とまでいかなくても愛情欠如であったり、親や養育者に対する基本的信頼感がもてなかったりする場合は、その子のその後の成長過程に大いに影響を及ぼすことがあります。すると、大人へと成長していく過程で自分自身に自信が持てなかったり、自分の存在そのものを疑ったりするという人格上の大きな問題に関わってきます。特に三～五歳の幼児の出すサインに慎重であるべきだと思います。

子どもの心の発達

人間は身体と心とたましいから成り立っていると言いますが、幼い子どもの心とたましいは未発達です。しかし三～四歳のころから、良いこと悪いことを親や養育者から教えられて、少しずつ育っていきます。教会学校に参加している四～五歳の子どもは、神さまという超越的存在に呼びかけるお祈りを大人がするのを聞いて受け入れ、自分の言葉でお祈りすることができます。そのとき、子どもの心やたましいがどのようなレベルにあるのかは、明白にはわかりません。そして、子どもの心やたましいが、いつ、何によって、どのように育っていくのかについても明確に述べることはできません。

けれども、幼いながらに持っている心は育っていきます。有名な作家の自叙伝や自叙伝的小説を読むと、作家となってから幼児期や児童期を振り返ってみて、たましいで深く感じたことを、その当時には言葉で表現できなくても、大人になって記憶の中から掘り起こしてきて、作品に書いていることを知るからです。親が死んで、周りの人々が悲しみ、しんみりとした雰囲気に遭遇した子どもは、何が起こっているのか確かなことはわからないとしても、人間の死を人々がどのように受け取っていたか、どのような雰囲気だったのかを作品から知ることができるのです。

子どもが感覚で受け取り、感覚的に記憶していることがあります。喜怒哀楽を身体で表し、言葉を習得する三歳ごろからは、少ない言葉であっても、心の内面を表出することができるようになります。発達初期では子どもは感覚（視覚、聴覚、触覚、嗅覚、味覚）を通して、また言葉の学習とともに、次第に微妙でデリケートな感覚で経験していることがわかります。子どもはその感覚を通して、周りの大人に愛着や信頼を感じるようになります。子どもの心の発達にとって、親や周りの人に愛着を感じること、また養育者を信頼することが最も強く影響します。

愛着も信頼感も双方向性です。生まれてまだそれほど日数が経っていない子どもが目と目を合わせた時に見せる微笑み。それを見た親や養育者はほとんどの場合、反射的に微笑みを返します。一日のうちに何十回も応答し、言葉がけをし、皮膚に触れ、抱っこし、身体接触を通して安心感を与え、心地よいリズム感から安眠を誘うとき、子どもはこの世に生まれた喜びを感じているのです。このような無数の日常的な交流を通して、子どもの心は育っていくと言えるでしょう。

反対に、このような心とたましいの交流が子どもと養育者の双方に生じない場合、子どもは次第に反応を控え、だれを信頼し、何に身体を委ねればよいか感覚的に迷ってしまいます。そして一年－二年－五年－十年と成長過程を経ていくなかで、心は閉じられ、情緒表現が抑制され、豊かでオープンな心の状態が育ちにくくなっていくのです。

子どもから大人への成長

人間の成長発達は切れ目なく続いていきます。身体の成長が頭部から足に向かっているように、心やたましいは、より豊かに、より深く内に向かって成長していきます。感覚的に応答していた子どもが言葉を学習し、知的に思考し、感受性も豊かになり、表出力も高まっていきます。さまざまな体験を重ねて、子どもの内面は次第に深くなっていきます。思春期になると、その内なる世界を単純に表出せず、抑制し、内に込めて、ひとりで思い悩むことも多くなります。思春期から青年期にかけての心の変化やたましいのあり様は実に複雑ですが、多くの場合、子ども時代の心の状態を投影したり、逆に反面の状態になったりします。

成長過程において大病を患ったり、大きな事故に遭遇したり、家族の死に直面したり、自然災害など予想もつかない困難な状態に陥ったりしたとき、それまでの成長発達の過程で豊かな愛着と周りの人々への信頼感が育てられているならば、その状況を耐え抜き、あきらめず、前に向かって歩もうとする心の強さと自分を超えた超自然的力――霊的な力がその個人の生きる土台となります。

子どもがたとえ身体的な弱さを持っていようとも、心とたましいに平安を持つなら、一つ一つの経験を積み重ねて、大人へと成長していくのだと思います。

注

1　アドルフ・ポルトマン『人間はどこまで動物か――新しい人間像のために』高木正孝訳、岩波新書、一九六一年

2　アシュレイ・モンタギュー『タッチング――親と子のふれあい』佐藤信行・佐藤方代訳、平凡社、一九七七年

3　エリク・H・エリクソン『幼児期と社会1』仁科弥生訳、みすず書房、一九七七年

4　J・ボウルビィ『I愛着行動（母子関係の理論（1））』黒田実郎他訳、岩崎学術出版社、一九七六年

5　M・H・クラウス『母と子のきずな――母子関係の原点を探る』竹内徹・柏木哲夫訳、医学書院、一九七九年

子どもの「死」の理解

関西学院大学人間福祉学部教授　藤井美和

子どもはどのように死を理解していくのでしょう。また私たちは、子どもにどのように死を語ればよいのでしょう。

こんなお話があります。

あるアメリカの病院の小児病棟。終末期の子どもは状態が悪くなると、お友だちといっしょの部屋から、看取りのために一つ上の階の別の部屋に移ることになっていました。もちろん、子どもたちにそんなことは伝えられていません。重篤な状態の子どもが「お引っ越し」していくとき、同室の子どもたちは「○○ちゃんバイバイ」と言って見送っていました。あるとき一人の男の子の看取りが近づき、上の病室へ移る時が来ました。いつものように同室のお友だちにバイバイと見送られ、ベッドごと部屋から出てエレベーターに入ったとき、その男の子がナースを見上げて言いました。「ぼく、もうすぐ死ぬんだね」と。子どもは知っていたのです。お引っ越しが死を意味することを。しかし周りの大人はみんな、子どもは何も知らないと思っていました。子どもは知っていても言いません。言わないから知らないのだと考えるのは、大人の愚かな考えです。

こんなお話もあります。

お父さんを亡くした五歳と八歳の兄弟。お母さんは、「二人ともまだ幼いので、『死』がわからないかもしれない。子どもたちにお父さんの死をどのように伝えたらよいのだろう」と考えていました。そんなとき、八歳のお兄ちゃんが言いました。「お母さん、弟はまだ小さいから、お父さんが死んだこと、わからないと思うよ。どう説明する?」と。八歳の子はそれなりに死を受けとめていたのです。

子どもと死

私たち大人は、子どもに死について語ることを躊躇します。死について話したところで、子どもには理解できないと考えるからでしょう。しかし本当のところは、子どもにどのように死を語ればよいのか、大人がわかっていないからではないでしょうか。そうです、死についてそのすべてを知っている大人などひとりもいません。問題は、死を知っているかどうかではなく、私たちが死に向き合おうとするかどうかなのです。

「死について語ること」は、実は語る側である大人の姿勢が問われることです。つまり、私たち自身が、生きること、死ぬこと、そしていのちをどうとらえるのか、そのことが問われることなのです。いのちに向き合う機会をもっていないことや、自分自身の死生観や価値観に向き合っていないことが、死を語ることを難しくしています。そうであるなら、子どもに死を語ることは、子どもの理解力の問題ではなく、私たち自身の問題であるということになります。

死について考えるとき、最も大切なことは、私たちのいのちのとらえ方にあることを覚えておいたうえで、子どもがどのように死を理解していくのか見てみましょう。

子どもの死の理解

子どもはその発達の過程で、形のない「死」という概念を理解していくと考えられています。子どもの発達と死の理解についての研究はいくつかあります。

ハンガリーの研究者ナギーは、三歳から十歳の子ども三百七十八人を対象に、死について調査しました。

三歳から五歳までの子どもには、死がどんなものだと思うかを尋ねました。五歳から九歳の子どもには、死について思い浮かぶ絵を描いてもらいました。そして九歳から十歳の子どもには、死について頭に浮かぶすべてを文章で書いてもらいました。この調査の結果、ナギーは次のようなことがわかったとしています。

三歳から五歳の子どもは、死が終わりだという考えをもっていません。死んだ人は旅に出ていて帰ってくるとか、長い眠りについていると考えていたのです。また、死んだ人は生き返るというように、死を可逆的にとらえていました。しかし一方で、大切な人との別れについては、悲しいという感情を強くもっていました。

五歳から九歳の子どもの絵には、死を擬人化する傾向が見られました。「死」がお化けやガイコツのような形で描かれていたのです。重い病気の人のところに、死を表すお化けやガイコツがやってきて、病気の人を遠くに連れて行くという絵もありました。死が終わりということは理解しているものの、それは自分のものとしてではなく、どこか遠くで起こることと理解し、「死」は避けられるものと考えられていました。

そして、九歳以上の子どもは、死は自然の法則によってだれにでも起こるもの（普遍性）であり、一度死んだら生き返ることがないこと（不可逆性）と理解していました。

心理学者のピアジェは、子どもは発達段階に応じて次第に「概念」を理解すると言っています。ピアジェの認知発達論に、死の理解を重ねながら紹介しましょう。

ピアジェによると、〇歳から二歳までの乳児期は「感覚運動期」と言われ、感覚と反射運動が子どもの知能そのものです。ですから、ものごとを意識化して考えることはできませんし、当然、死について考えることもできません。

幼児期と言われる三歳から七歳は「前操作期」と言われ、この時期の思考は常に自分中心です。自分が主観的に考える現実が、現実そのものなので、客観的にものごとをとらえることはできません。思考よりも知覚が優先しているとも言われます。この時期は「死」という言葉は知っていても、人が生き返ったり、一時的に眠っていると理解したりしています。

しかし「具体的操作期」と言われる七歳から十一歳（または十二歳）の児童期になると、ものごとの具体的思考が可能になり、客観的にものごとをとらえることができるようになります。この時期には「死」という形のない概念を理解することができると考えられます。死が不可逆である（一度死んだら生き返らない）と理解するようになるのも、この時期だと考えられます。とはいえ、まだ空想的な考えをもっている子どももいます。また死を理解できるといっても、どちらかというと生理学的・生物学的なとらえ方が強いようです。私が小学生高学年に死のイメージを尋ねたところ、やはり「心臓が止まる」「息が止まる」「冷たくなる」といった生物学的な理解が多く見られました。

そして、十二歳以上の思春期や青年期と言われる「形式的操作期」に、子どもは大人が理解しているような、普遍的、不可避・不可逆的な死を理解し、生物学的側面だけでなく、別れの悲しみや生きる意味など、心理的、社会的、哲学的、神学的側面からも死を理解するようになります。中学二―三年生の死のイメージには、生物学的表現はむしろ少なく、「悲しい」「別れ」「旅立ち」「人生のまとめ」といったイメージが多く見られました。

このような理論的理解は、子どもがどのように死を理解するかを知る助けになります。しかし、これをすべての子どもに当てはめることは危険です。なぜなら子どもは、発達においても個別性が高く、さまざまな人間関係や環境の中で成長し、死に対する考えもその中で築かれていくからです。この点については、後に詳しく述べます。

病気の子ども

病気の子どもは、どのように死を理解していくのでしょう。重い病気の子どもは、先に示した発達段階より、さらに早い時期に死について考えると言われています。しかし、病気の子どもが死について何かを感じていると考える親は少ないようです。そう思いたくない、という気持ちが強く働いているのかもしれません。白血病の子どもを観察したビンガーは次のように語っています。

「自分の病名を知っていながら、同時に両親がそれを知らせたくないと思っていることに気づいている子どもほど孤独な子どもはいない。その結果、意味深いコミュニケーションはほとんどないか、全くなくなってしまっている。子どもが自分の悲しみや恐れ、不安の感情などを率直に表現できる相手はひとりもいなかった。」

子どもは親が考えているより大人であり、両親を困らせない良い子でいることが大切なことだと考えていることがわかります。

ウェクターは、六歳から十歳の子ども六十四人の不安の程度を比較しました。その結果、予後の悪い子ども（死に至る可能性をもった病気の子ども）の不安度は、予後の良い子の二倍高いことがわかりました。また同じ子どもたちに、絵を見せて物語を作ってもらったところ、予後の悪い子どもたちの六三％

は、死に関わるお話を作っていました。ベッドで寝ている子どもの横にナースが立っている絵を見た予後の悪い子どものお話は、「ベッキーは死にました。そしてお母さんが来て、お医者さんは、ベッキーが死んだと言いました。でもお母さんは、それを聞きたくありませんでした」という言葉で締めくくられていました。

子どもが死について考えるとき、悲しみや恐怖を覚えることは自然です。何も感じない子どものほうが稀でしょう。小さな子どもであっても死を意識したとき、「なんでこうなっちゃうんだろう?」、「どうして私だけ?」、「これからどうなるの?」、「死ぬのが怖い」とさまざまな不安や苦しみに襲われます。このような、自分自身の存在そのものについての不安や苦しみを「たましいの痛み(スピリチュアルペイン)」と言います。そのようなたましいの痛みは、余命告知を受けた大人だけでなく、敏感に死を感じる幼い子どもにもあると言われています。子どもは、身体の痛みだけでなく、たましいの痛みももちながら、それでも治療をがんばり、良い子であろうとするのです。また、けなげなことに、親への気遣いも忘れていません。家族と楽しい時間を過ごすことも、自分だけの希望でなく、家族への気遣いである場合もあるのです。

予後の悪い子どもたちは、自分のいのちや死ぬことについて、何らかの考えや感覚をもっていると考えるほうが自然です。大人は、死について語りたい子どものサインを見逃しているか、または無意識に気づかないようにしているのかもしれません。

病気の子どもとその親

クレイクベルグスは、小児がんで子どもを亡くした親の調査をしています。十七歳以下で小児がんと診断され、二十五歳までに亡くなった子どもの親四百二十九人に、子どもに死について話したかどうかをたずねたところ、百四十七人が話しており、二百八十二人は話していませんでした。子どもに真実を伝えていた百四十七人のなかで、死について話したことを後悔している親は、ひとりもいませんでした。一方、子どもに死について話さなかった親に、そのことを後悔しているかどうかたずねたところ、回答してくれた親二百五十八人中、六十九人の親が後悔していました。この調査は、どんな親が子どもに死を語っていたのか調べています。もちろん子どもの年齢にも関係していますが、そのほかに、子どもが死に至る病気に気づいていると感じていた親、いのちや死後の世界といった実存的な問いを語ることができる宗教的な親、また子どもと長い時間を過ごすことができた親。このような親ほど、子どもに真実を伝える傾向があることがわかりました。また、子どもが知っていると感じながらも本当のことを伝えなかった親の不安度は、そうでない親に比べて高いこともわかりました。

病気の子どもが、病気のない子どもより早い発達期に死について考えるのであれば、それだけ親は、子どもの気持ちに敏感でなければならないでしょう。しかし、私たちの社会や環境は、死について語ることをよしとしていません。子どもたちは死がどんなものなのか、死んだらどうなるのか、といった素朴な疑問についてさえ、語ってはいけないと感じています。

繰り返しになりますが、このような問いかけをもつ子どもたちに私たちができることは、私たちが自身の死生観に向き合うことです。クレイクベルグスの調査で、宗教的な親が子どもに死を伝える傾向があるというのは、その親が死に対する何らかの考えをもっていることを表しています。いのちはどこから来てどこへ行くのか、私たちは何のために生きるのか、死はすべての終わりなのか――私たち自身が死生観を構築していくことで、死を語るというハードルを下げることができるでしょう。

実際、子どもの死後、その子の「いのち」や「たましい」について思いを巡らす親はたくさんいます。子どもがお空にいること、天国でいつも見守ってくれていること、また時々来てくれることなど、こういった考えは、目に見えるモノがすべてであるという合理的な世界観を超えたものです。いのちを生物学的視点だけでとらえたり、科学的合理性から理解したりすることは、生きることそのものを虚しくしてしまいます。大人が死後の世界を考えるのと同じように、死にゆく子どもたちも、目に見えるこの現実を超えた世界に思いを巡らすことがあるでしょう。病気があってもなくても、大人が子どもといっしょに死について語ることは重要です。なぜなら、それは、生きることに向き合うことでもあるからです。

子どもに死を語る

◆まずその子を見ること

すべての子どもが、発達段階にしたがって死を理解していくとは限りません。同じ発達段階にあっても子どもの個性によってその受けとめ方は違っています。また子どもの知的レベルや、経験によっても違います。震災など大きな自然災害を経験した子、家族を病気や自死で亡くした子、事件や事故の被害者になった子。彼らにとって大切な人との別れは、死のとらえ方に大きな影響を与えるでしょう。また死について話したい子もいれば、話したくない子もいます。死について言葉で表すことが不得意であっても、音楽や絵など別のもので表すことを得意とする子もいます。ですから、子どもの死の理解やその表現が一様であると考え、どのように伝えるかだけに焦点を当てるのは、あまりに直線的です。

最初に紹介したナギーの研究では、子どもが人の死を悲しいと感じるかどうかは、その人との関係性によることがわかっています。一度も会ったことのないおばあちゃんの死より、毎日会う隣の大好きなおばさんの死のほうが悲しいと感じることは自然です。死の受けとめ方や悲しみ方は、その人との関係性によるものが大きいのです。ですから、血縁関係にある人の死は悲しみが大きく、そうでない人の悲しみはそれほど大きくない、と考えるのも問題です。

また、子ども自身が病気である場合は、大人がその子どもから学ぼうとする姿勢が大切です。死に直面している子どものほうが、死について考えているからです。大人がすべてわかったようにふるまうのは、子どもの気持ちを無視することになりかねません。

このように、子どもに死を語るときに大切なのは、その子自身を見ることです。子どもとしっかりコミュニケーションをとることが大切です。しかし、子どもはいつも親にたずねるとは限りません。親以外の信頼できる人と話すことを好むこともあります。そんなとき、無理やり子どもに死の話題を突きつけることは、かえって子どもを傷つけます。子どもの個性、子どもの置かれた環境、子どもとの関わりの中で、子どもを尊重しながら死を語ることが大切なのです。

◆拒絶しないこと

このように考えると、子どもに死を語ることはとても難しいことのように思えます。しかし、もともと死の語りに正しい答えはありません。子どもに死を語るときの最も大きな問題は、死について語りたいという子どもの思いを封じ込めてしまうことです。たとえば、「死んだらお母さんを守ってあげる」という重症の子に、「そんなこと、これから絶対言っちゃだめよ」と親が反応することや、亡くなった友だちが夢に出てきたという子どもに、「そんなこと考えないで、明日の宿題をやりなさい」と取り合わないことや、祖母を亡くした子どもに「いつまで泣いているの。おばあちゃんがいなくても、お父さんお母さんがいるじゃない」と言うことは、子どもに死を語ることを拒絶する態度です。子どもは二度とこのような話をしてはいけないのだと思い、死が起こってもそれを十分に悲しむことができなくなります。

このような、親の死を拒絶する態度は、死に触れたくない親の「逃げ」の表れだと言えるでしょう。はじめに述べたように、死について語ることや死について考えることは、実は子どもの問題ではなく、私たち大人の問題なのです。

次に紹介するのは、大人になってから子ども時代の「死」の経験を振り返ったAさんの言葉です。Aさんは、七歳で祖父と死別しました。

「七歳の時に祖父を亡くした。死という言葉を聞いても、現実味をもてなかった。また祖父の家に行ったら普通に会えると思っていた。死は一時的なもの（可逆的）だという認識をもっていた。『死という言葉』は理解できても、『死』がどういうものなのかよく理解できなかった。それに、だれも祖父の死について詳しく教えてくれなかった。そのときの祖母や両親の雰囲気から、聞いてはいけないと感じたことを今でも覚えている。だから、祖父が死んで悲しかった記憶が私にはない。周りの大人たちが悲しんだそぶりを見せなかったのは、今考えると私を気遣ってのことだったのだと思う。私が小さいから悲しませたくないという考えから、祖父の死については、だれも何も教えてくれなかった。しかしそれによって私は、死と向き合う機会をなくしてしまった。」

子どもは素朴に死や死後の世界について疑問をもっているものです。ところがそのような関心を拒絶する環境の中では、子どもから発せられる質問はまともに受け取られることがなく、その結果、子どもは死に触れずに大人になってしまうことがあります。そのような子どもは、死の場面に直面したとき、それをどう受けとめてよいかわからなくなってしまうのです。

◆いっしょに考えること

子どもが病気であっても、そうでなくても、子どもに死を語るときに重要なのは、いっしょに考えることです。ある程度死を理解できる年齢であるにもかかわらず、抽象的な言葉でその場を取り繕うことや嘘を言うことは、子どもにとって不信の対象になります。たとえば、親しい人が重い病気を患っているのに、「ちょっと具合が悪いだけ」と子どもに伝えていると、その人が亡くなった時の子どもの衝撃は大きく、不安定になります。また幼い子どもの死に対して、「○○ちゃんは良い子だったから、神さまが天国に連れて行ったのよ」などと言うと、良い子にしていたら早く死んでしまうという恐怖を植えつけることになりかねません。ですから、ごまかしや逃げでなく、わからないことについてはいっしょに考えようという親の態度が必要です。

しかしこのような態度には、親の成熟度も要求されます。「本当に悲しいね」と子どもを抱きしめたり、「お母さんもわからないのよ、いっしょに考えていこうね」や、「わからないことは神さまに聞いてみましょう」と人間を超えた神に、わからないことを委ねていく姿勢は、死についての恐れとは逆に、死について考える機会を与えてくれます。また、絵本や音楽は、合理的世界や理屈を超え、いのちのイメージや感情表現を助けてくれる貴重なツールにもなります。

正直であることも重要です。神学者であり子どもの死を研究しているグロルマンは、次のように述べています。

「子どもは、親が嘆き悲しむ姿を見て、自分もそうしていいのだということを学びます。親は手本を示しているようなものです。もし親が無理に平静を装うと、子どもはその様子を不思議に思い、自分なりの理由をつくります。『ママはぜんぜん悲しくないみたい。きっとパパのこと愛してなかったのね』と勝手に納得します。『ママはなんであんなにイライラしているのかな。ぼく、何か悪い事したのかなあ』と頭を悩ませる子もいるでしょう。それより、『なんでこんなことになったのかしら。本当に悲しいわね』と、その時わき起こった感情を素直に表して、立ち直るきっかけにしてください。……『お母さんだってつらいのよ』と素直に気持ちを打ちあければ、いっしょの連帯感が生まれます。」

このように、正直であることは、死について、悲しみについて話すきっかけを与えてくれるのです。

死に向き合う

死を考えるとき、私たちは、目に見えるもの、触れて確認できるものを根拠とする合理的世界観がいかに虚しいものであるかに気がつきます。科学で証明されたものや目に見えるものに依存して生きてきた私たちは、その最期に、このようなものから平安を得ることができないことに直面します。なぜなら、死にゆくことは、すべてを手放していくプロセスだからです。目に見えない大いなるもの、神さまや超越者に身をゆだねていくとき、いのちの始まりからその終わりまでが、何一つ欠けのない尊いものであることに気づきます。短くても長くても、その最期がどのようなものであっても、いのちそのものは、愛され、尊く、価値あるものなのです。

死を考えることは、生き方を考えることです。また、それは、私たちはどこから来て、どこに帰っていくのか、何を大切にして生きるのか、といった死生観を構築していく出発点でもあります。死を語ることの恐怖や死を語ることの難しさに立ちすくむより、死を語ることでいかに生きるかを考えることのほうが、私たちの人生を豊かにしてくれるでしょう。また子どもの時から、そのような環境をつくることで、子どもたちは、幼い時から自分の存在や生き方について考える機会をもつことができるでしょう。死を語ることの難しさより、そこから見えてくる尊いいのちに目を向けていくことが必要なのではないでしょうか。

参考文献

A・グロルマン『死ぬってどういうこと?——子どもに「死」を語るとき』重兼裕子訳、春秋社、一九九九年

J・ピアジェ『ピアジェに学ぶ認知発達の科学』中垣啓訳、北大路書房、二〇〇七年

Binger, C. M., Ablin, A. R., Feuerstein, R. C., Kushner, J. H., Zoger, S. & Mikkelsen, C., "Childhood leukemia: Emotional impact on patient and family," *The New England Journal of Medicine*, 280, 8, 414-418 (1969).

Kreicbergs, U., Valdimarsdottir, U., Onelov, E., Henter, J-I. & Steineck, G., "Talking about death with children who have severe malignant disease," *The New England Journal of Medicine*, 351, 1175-1186 (2004).

Nagy, M., "The child's theories concerning death," *The Pedagogical Seminary and Journal of Genetic Psychology*, 73, 1, 3-27 (1948).

Waechter, E. H., "Children's awareness of fatal illness," *The American Journal of Nursing*, 7, 6, 1168-72 (1971).

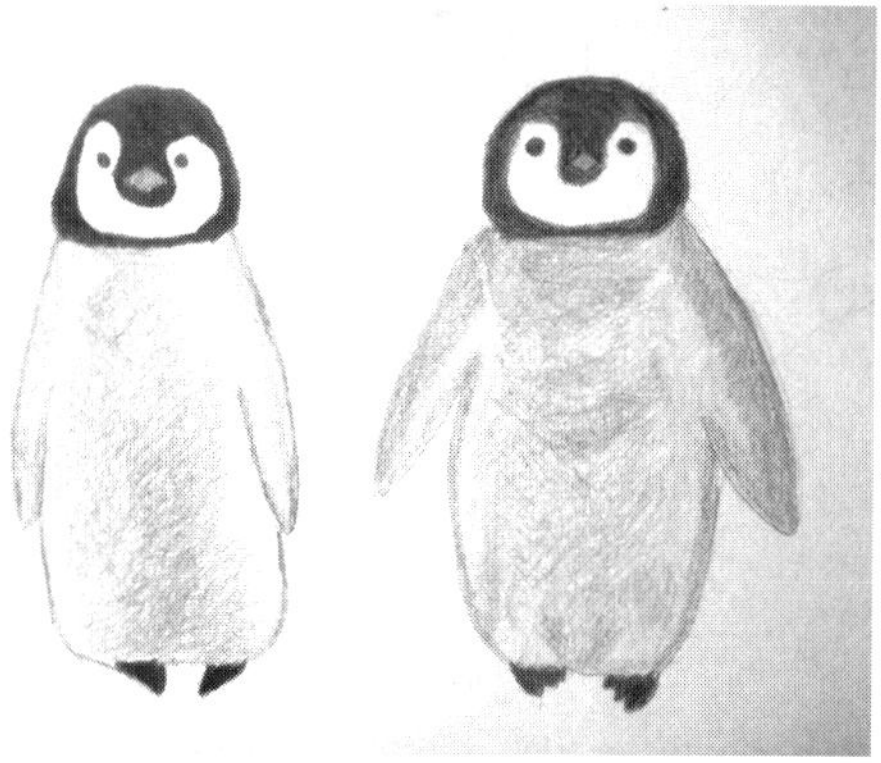

Ｙちゃんが描いたペンギンの絵

子どもらしく輝ける時間を——入院する子どもたちとの遊び——

関西学院大学人間福祉学部卒　上山美津穂

「ボランティアさん」、「遊びのお姉さん」、「歌を歌ってくれる上山さん」

小児病棟に行くと子どもたちは私のことをこのように呼んでくれます。

私は、大学在学中に授業の一環で、淀川キリスト教病院のチャプレン室で実習をし、卒業後も小児病棟、ホスピス・こどもホスピスでボランティアをしていました。同時に、NPO法人日本クリニクラウン協会でクリニクラウン研修生として活動していました。

クリニクラウンとは、「クリニック（病院）とクラウン（道化師）を合わせた造語で、入院生活を送る子どもたちの病室を訪問し、子どもたちの成長をサポートする道化師」（塚原成幸著、日本クリニクラウン協会編『「こども時間」を届ける臨床道化師　瞬間を生きる子どもたち』オフィスエム、二〇一〇年）のことです。病院での経験、クリニクラウンの研修を通して、「遊び」が入院する子どもたちにとって、子どもらしくいきいきと生活するのを助ける大切な要素であることを教えてもらいました。

「上山さん！　いつもの歌、歌おう！　ドラえもん弾いて！　次は、ミッキーマウスマーチね！　あ、プリキュアは知ってる？」

手術翌日であるにもかかわらず、目をキラキラさせながら病室にピアノを用意してくれる女の子です。私が病院を訪問するときはいつもいっしょに病室で歌を歌っています。長時間の手術を終え、少し疲れた表情でしたが、ベッドに横たわりながら、歌のリクエストをしてくれます。手術が終わって安心したのか、その日はリクエストが次から次へと出てきて、ベッドサイドでずっと歌を歌い続けました。


「ボランティアさん、見て！　これぼくがつくってん！　きょうはいっしょに色塗りしよう！」

工作が大好きな男の子です。紙コップで作った飾りが病室のカーテンに飾られています。ティッシュ箱、紙コップ、はさみ、折り紙など、病棟の中の限られた材料の中で今度は何を作ろうかと工夫してアイデアを出し、ベッドサイドにはずらりと作品が展示されています。病室に来る看護師さんや、同室の子どもたちに作品の説明をしながら、みんなを楽しませてくれます。
三、四歳の男の子が集まる病室に、ひとりぽつんと寂しそうにベッドに横たわる十二歳の男の子がいます。
「今からみんなで工作するけど、プレイルームに来ない？」

私が話しかけても、何も返事がありません。「そっか、また来るね」と病室を出た後も少し気がかりで、時間が経ってからもう一度病室を訪ねてみることにしました。

「きょうはみんなで秋の紅葉の工作をしたよ。もみじ、ベッドサイドに飾ってもいい？」と私が聞くと、並べられたもみじやいちょうを興味深そうに見て、「どうやってつくったん？」と返事が返ってきました。それから私たちはいっしょに折り紙をし、学校の宿題の話、病院の話をしました。

看護師さんによると、それまでコミュニケーションをあまり取らなかった彼が、遊びがきっかけになって医療者とも話すようになり、治療に対しても積極的になれたそうです。

治療が中心の入院生活では、子どもたちはいつも採血、検査、手術を「受ける」立場にいます。しかし、遊びとなると、好きなクレヨンを「選ぶ」、折り紙で何を作るか「決める」、「創る」立場になり、だれもが主人公になるのです。

遊びは子どもたちにとって単なる楽しみだけでなく、大切な自己表現、コミュニケーションの手段でもあります。「私はここにいるよ、しっかり生きているよ」というメッセージが伝わってきます。治療に伴うストレスを発散するだけではなく、人との繋がりをしっかりつくる大切な役割をも果たしてくれます。遊びは、医療器具で溢れた病院の中に、パッと日常を作り出します。そこに遊びがあるだけで、子どもたちがいちばん子どもたちらしく、輝く瞬間が生み出せるのです。

日本クリニクラウン協会　http://www.cliniclowns.jp/
日本ホスピタル・クラウン協会　http://www.hospital-clown.jp/

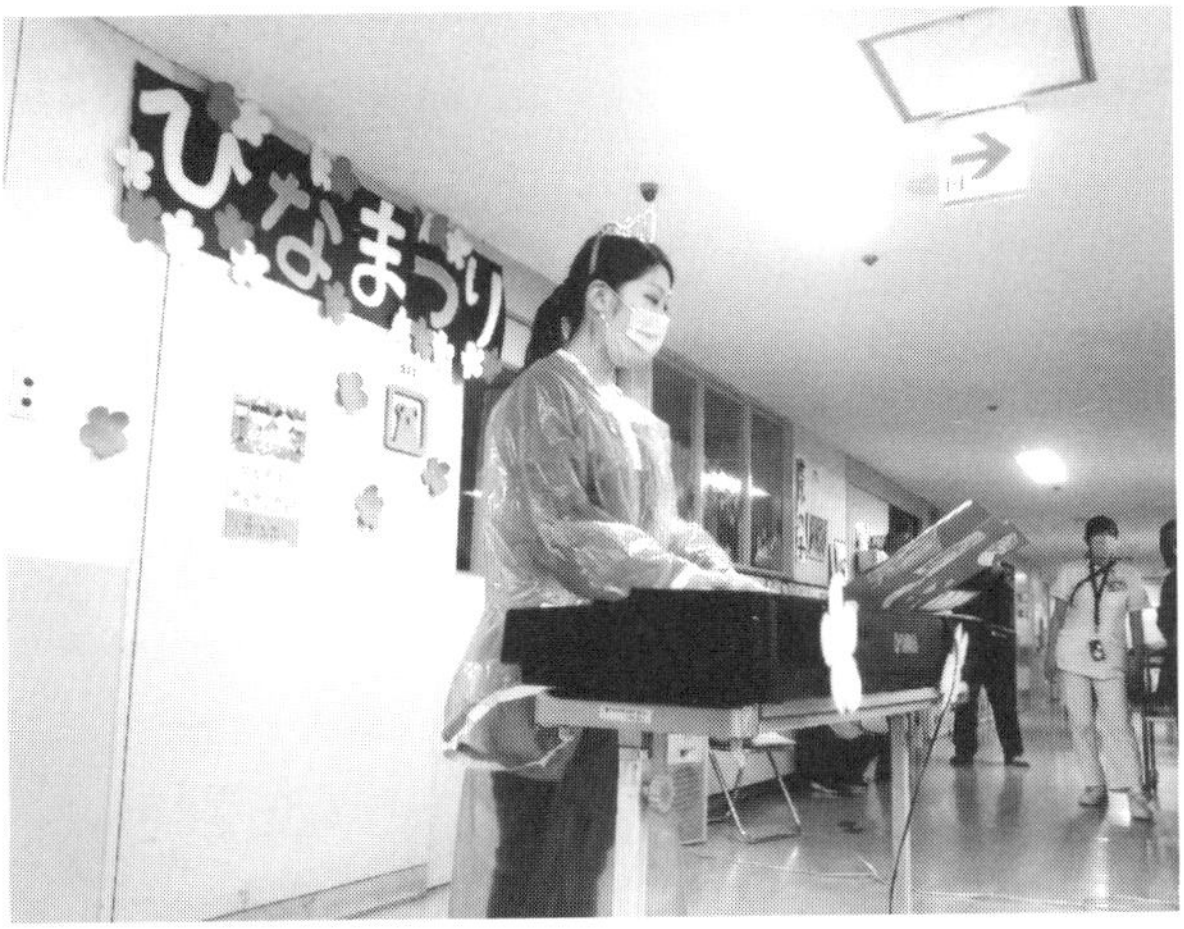

小児病棟で

親のスピリチュアルペイン

淀川キリスト教病院チャプレン（牧師）　藤井理恵

大切なわが子の病気や障がい、その知らせは予期せぬ形で突然やってきます。「何かの間違いではないか」、「信じられない」、「明日の朝、目が覚めたら夢だったと思いたい」、「告げられたとき、〝頭は真っ白〟になって、そのときの記憶すらない」と言う人もおられます。

そして、このときから母の大きな苦しみが始まります。

自分の身体の中にもう一つの新しいいのちを宿し、その母となる喜びの中で思い描いていた子育てや幸福な家族像が消え去ります。何の疑いもなく歩いていた地盤が、急に音を立てて崩れていくような体験の中で、様々な問いが次から次へと湧き起こってきます。その苦しみに押しつぶされそうになりながら、母親は歩かなければなりません。自分の存在を根底から揺るがすような問いを抱えつつ生きることが始まるのです。いえ、〝無理やり始めさせられる〟と言うほうがふさわしいのかもしれません。

スピリチュアルペイン（たましいの痛み）

私は病院牧師（チャプレン）として、おもに様々な病気の成人の方と関わりを持たせていただいています。中でも治癒を見ない病気を持つ方やターミナルの方々と共に過ごし、多くの方々を見送らせていただきました。

病む方々は様々に問いかけています。

なぜ苦しまなければならないのかを問い（苦しみの意味の問い）、人のお世話になってしか生きられない自分に生きる意味があるのかを問いかけます（いのちや存在の意味への問い）。これまで助けになってくれると思っていた価値観が崩されていくなかで、本当に価値のあるものがこの世にあるのかを問うています（価値への問い）。このような自分の苦しみをだれにも理解してもらえないつらさを抱え（孤独）、自分の力ではどうにもならない状況の中で無力さを感じながら（限界）、それを超えるものを求めています。またこれまでの人生を振り返り、自分のしてきた様々な事柄や生き方をだれかに赦されたいと願い、また赦してあげなかった人のことを思い出して後悔の念に駆られています（罪責感）。そして、やがて迎える死がどのような形でやってくるのか、死んだ後はどうなるのか等の不安を持っています（死や死後にまつわる恐れ）。

自分の存在を根底から揺るがすような問いかけ――私はこれをスピリチュアルペインととらえていま

す。

これまで多くの方から「なぜですか？」という問いを投げかけられてきました。けれども問いを投げかけつつも、その方々は私が答えを提供できる者であると考えてはおられません。私を含めた〝人間〟を超えた何かに向かって叫んでおられるのです。

そのような人にとって、その場しのぎの答え（らしきもの）や安易な慰めは通用しません。答えはその方自身が見いだしてこそ真実なものとなるからです。

しかしだからといって、たったひとりで放り出されたかのようにその問いに向き合うのはあまりにもつらいことです。そのとき心の揺れや迷いや悩みをそのまま受けとめて、そばで寄り添うだれかの存在が必要です。共にいてくれるだれかの存在が、その問いに向かう勇気を与えてくれるのです。

母親のスピリチュアルペイン

先にも述べたとおり、私は成人の方々と関わることが多いのですが、最近は毎週一回、ＮＩＣＵ（新生児集中治療室）で看護師や臨床心理士とカンファレンスを持つようになり、赤ちゃんやお母さんと関わる機会が増えました。様々な問いに向かい合い、手さぐりしながら、苦しみつつもご自分なりの答えを見つけ出そうとしていくお母さんたちのそばに居させていただいています。

ＮＩＣＵで関わった子どもさんやお母さんとは退院後も繋がりが続いていて、その中には現在、こどもホスピス開設後にレスパイトを利用している方もおられます。

このたび何名かのお母さんからの声をお聴きしました。

成人の患者さんと同じように、病気や障がいを持つ子どものお母さんも同じような問いかけ、スピリチュアルペインを抱えておられます。また病気や障がいを抱えて生きる子どもの将来へのたくさんの不安も持っておられます。

◆苦しみの意味への問いや不安

なぜ私たち家族にこのようなことが起こってしまったのか？　なぜわが子はこんな身体で生まれたのか？　何度考えても出ない答えを母親は探します。

Aさん「戸惑いと不安で毎日毎日泣いてばかりでした。」
Bさん「普通の子育てから落ちこぼれたような孤独と絶望、不安と不公平感を感じました。病気で苦しんで長期入院している子どもを見て、こんな世界があったことを知った驚きと、これから自分たち親子もこの中に入るのだと分類されたような息苦しさを感じました。」

◆いのちや存在の意味

母の心には、子どもの将来を考えると、このような病気や障がいを抱えて生きていくことが、はたしてこの子の幸せになるのだろうか、という思いが湧き上がる時があります。そしてこの思いは、このいのちにどのような意味があるのかという問いにも繋がっていきます。

Cさん「何のためにこのようないのちが与えられたのか。」

Dさん「ただひたすら苦しい思いをするために生まれてきたのなら、産んだ私と共にその苦しみを終わらせてやりたいと、窓から子どもと一緒に飛び降りたい気持ちになり、当時勝手な思い込みで自殺を考えたこともありました。」

◆罪責感

病気や障がいの子どもを前に、この子を健康な子に産んであげられなかったのは私のせいだ、と母は自分を責めています（E、F）。また子どもに対するのと同じように、家族に対しても申し訳ない思いや負い目を抱える方もおられます（G）。中には自分の親から責められるという体験をした方もあります（H）。

母親の気持ちは、「あんなことをしなければよかった。ああしておけばよかった……」と過去へ向かい、またわが子がどんな人生を歩むかという将来への不安も抱えています。過去と将来にとらわれて、現在を受けとめて生きることがとても難しくなっています。

Ｅさん「病気、障がいの件を先生から聞いたときは、覚悟をしていたはずなのに頭の中が真っ白になり、赤ちゃんに対して申し訳ない気持ちでいっぱいになりました。」

Ｆさん「病気の子どもしか産めない身体の私で申し訳ない。」

Ｇさん「おじいちゃんの初孫への切ない思いを感じて、健康な身体で産んであげられたら、こんなつらい思いを味わわせることもなかっただろうと申し訳ない気持ちになった。」

Ｈさん「自分の母が、『娘（孫）がこんな病気になったのは、私の行いが悪くて罰が当たったのだ。水子がいるなら正直に言いなさい』と真剣な顔で言ったのが、とても悲しくて、情けなくてショックでした。」

罪責感はこればかりではありません。重い障がいを持った子どもを抱える母親は、その兄弟姉妹への時間をとることが難しくなります。長期にわたり障がいを持つ子どもへの関わりが続くと、きょうだいたちからの不満もあります。身体的な疲れもたまり、追いつめられていくこともあります。この子がいなければ……とふと思ってしまう自分を、とんでもない母親であると責めている人もおられます。あるいはレスパイトを利用することにすら、自分が逃げているのではないかと責めている母もおられ、そんな自分の汚れを洗い清めてほしいという涙ながらの訴えもお聞きしました。

Ｉさん「ザブンとつかりたい。きれいにしてほしい。」

◆限界

母親は子どもの病気や障がいの前に無力です。何もできません。その意味においても母親はいつも限界の前に向き合わされながら過ごしていると言えるでしょう。

そんなとき、母親をねぎらい、「十分にがんばっていることを知っているよ」とサポートしてくれる人の存在は大きなものとなります。家族や友人、病院のスタッフや本章の病院ボランティアも、母を支える大切な存在となります。

◆価値への問い

このような状態の中で、母親に大きく問われるのは、これまで自分を支えてきた価値観だと言えます。多くの人は健康であることに価値を置いています。やがて生まれてくる子も、この価値観の中に納まることを信じて、その誕生を待ち望んできたことでしょう。ところが、わが子は病気や障がいを負って生まれてきたのです。

自分の価値観の枠からはずれたわが子を受け容れることは簡単ではありません。人には伝えられない、知られたくない、という思いをお聞きすることもあります。これまで自分を支えてきた価値観では認められない状況をどうとらえたらよいのか悩むのです。

しかしこの価値を少しずつでも変える可能性は、実は意外にも価値からはずれたと思い込んでいる子どもの中にあるようです。

ＮＩＣＵには、いのちそのものを精いっぱい生きている赤ちゃんたちの姿があります。その赤ちゃんたちを前に私はいつも考えます。人はいつから、「自分は生きている意味があるのか」と問うたり、「生きていても仕方がない」と自分の物差しや価値観でいのちを測ったりするようになっていくのだろうか、と。そしてこのような会話は、ときどきお母さんとの話の中でも交わされます。

大人の感情をよそに、穏やかに眠ったり、にょごにょごと動いてみたり……病気や障がいを抱えながらも無心に生きている赤ちゃんの姿は〝いのちそのものを生きる〟ことを教えてくれる大切なメッセージです。何かで自分を守り、鎧をつけて生きている大人のあり方とは正反対の姿です。ありのままの裸の姿でいのちそのものを生きている赤ちゃんから、生きることを教えられていることに気づかされていくようです。

さらにはこの赤ちゃんの姿から、お母さん自身も、自分を生きることをあらためて考えさせられているように思わされます。ここに、赤ちゃんとの新しい出会い（出会い直し）が始まっていると言えるでしょう。

チャプレンの役割（寄り添い）

病む方やそのご家族は様々に心揺さぶられながら過ごしています。その心の揺れを否定することなく、心注ぎ、耳を傾け、揺れながらも共に居続けること――これは寄り添うことにおいて大切なところでしょう。その寄り添いの中で、人は抱えている問いに向き合う勇気や力が与えられることでしょう。

しかし私はあるとき、ホスピス外来に通うターミナルの方から「先生の背後には絶対に揺らがないものが感じられます。だから私は安心してこの不安を語れるのです」という言葉を聞きました。決して揺れずにいるわけではない私の背後に、絶対に揺らがないものを感じると言われたのです。ここにチャプレン（病院牧師）としての大きな役割があるのだとあらためて感じさせられ、再確認させられたことでした。

愛するわが子の病気や障がいを告げられたとき、多くの親は自分の価値観を問われます。これまでの自分の価値では到底認められない子どもをどう受けとめたらよいのか苦しみます。

しかし自分がどう思おうと、たとえ人がどのように感じようと、与えられたいのちは絶対的な価値ある存在としてそこにあるのです。その価値の根拠は人間の揺らぎやすく、また変わりやすい価値観にあるのではありません。それは、人間を超えたところから、いわば宣言のように、人間の限界を貫いてやってくる神からの絶対的肯定によるのです。

人の否定など通用しない世界——いのちそのものが慈しまれ、愛され、その存在が肯定されている世界があるのです。その世界に触れることは、一筋の希望を見いだし、生きる勇気を得ることに繋がっていると言えるでしょう。

お母さんから、ときどき「先生（チャプレン）と会うと、元気をもらえるんです」、「心が安らぎます」という言葉をいただくことがあります。それはお母さんたちが「チャプレンに会う」ことを通して、神からの肯定感を確認しているのだと思います。その肯定を支えにまた新たにスタートしようという思いがそこにあるのだと感じています。

神から宣言されている〝存在の絶対的な肯定〟をもってそばにあることが、チャプレンの大切な働きの一つだと言えるでしょう。

天国の特別な子ども

自分の価値観では認められない病気や障がいは、わが子から取り除かれるべきものだと考えている親たちも、子どもと新たに出会い直していく過程で少しずつ変えられていきます。病気や障がいを含めてこの子がまるごと大切なわが子である、かけがえのない価値ある存在であると受けとめていかれるようです。

この価値の転換の過程で、お母さんたちを助けている一つの詩があります（J）。

「天国の特別な子ども」という詩です。神さまと天使が、天国から地上に新しいいのちを送り出すとき、特別な配慮を必要とする赤ちゃんたちは、そのことをしっかり託すことができる選ばれた親のもとへと送り出されていくという詩です。

「病気や障がいをもって産んでしまって申し訳ない」という母の思いは、子どもが自分のものであるという考えからきていると言えます。「自分のせいではないか」と自責の念にかられているお母さんも、神さまに選ばれて子どもを託された自分であることを知ってゆくとき、子どもの存在を〝自分のもの〟としてではなく、〝与えられた存在〟として受けとめていくことができるようになります。

授かったわが子は自分のものではなく、神さまから与えられ託された存在であること、そしてその尊いいのちそのものを無心に生きるわが子との出会い直しを通して、〝無理やり始めさせられた〟と思っていた人生は、自ら引き受け、主体的に生きる人生へと変えられていくのです。
そしてその人生を歩むとき、そこには様々な出会いや助けが用意されていることにきっと気づいていかれることでしょう。

Jさん「はじめは、選ばれてなんかほしくなかったと思いました。でも今は、この詩が私を支えてくれています。」

天国の特別な子ども

会議が開かれました。
地球からはるか遠くで
〝また次の赤ちゃんの誕生の時間ですよ〟
天においでになる神さまに向かって　天使たちは言いました。

〝この子は特別の赤ちゃんで　たくさんの愛情が必要でしょう。
この子の成長は　とてもゆっくりに見えるかもしれません。
もしかして　一人前になれないかもしれません。
だから　この子は下界で出会う人々に
特に気をつけてもらわなければならないのです。
もしかして　この子の思うことは
なかなか　わかってもらえないかもしれません。
何をやっても　うまくいかないかもしれません。
ですから私たちは　この子がどこに生まれるか
注意深く選ばなければならないのです。
この子の生涯が　しあわせなものとなるように
どうぞ神さま　この子のためにすばらしい両親をさがしてあげてください。
神さまのために特別な任務をひきうけてくれるような両親を。
その二人は　すぐには気がつかないかもしれません。
彼ら二人が自分たちに求められている特別な役割を。
けれども　天から授けられたこの子によって
ますます強い信仰と豊かな愛をいただくようになることでしょう。

やがて二人は　自分たちに与えられた特別の
神の思召しをさとるようになるでしょう。
神からおくられたこの子を育てることによって。
柔和でおだやかなこの尊い授かりものこそ
天から授かった特別な子どもなのです。〟

エドナ・マシミラ　作
大江祐子　訳

死にゆく子どものたましいの痛み

関西学院大学社会学部社会福祉学科卒　美馬里彩

二〇〇八年の秋より、私は「人のお役に立ちたい」との思いから、大学病院の小児病棟で、入院中の子どもと遊ぶボランティアを続けてきました。

これまでたくさんの子どもと、ご家族の涙と笑顔に出会ってきました。

病棟に入って、最初に目に見えたのは、抗がん剤の副作用で髪の毛が抜け落ち、点滴が胸の部分と繋がっているそのような子どもたちと、子どもたちの病状に一喜一憂のご家族でした。最初は、私自身が言葉を失ってしまいました。

私にできることは、いったい何があるのだろうかと壁にぶつかることもありました。

抗がん剤で苦しんでいる子どもにかける言葉も、苦しんでいる子どもを看ている親にかける言葉も、自分の子どもが一歳にして視力を失うかもしれないと悲しみにくれている親にかける言葉も、入院が一年以上ともなれば、五歳にして絶望的な顔をしている子どもにかける言葉も、どの言葉を探しても見つかりませんでした。

「人の役に立ちたい」と願ってボランティア活動を始めた私でしたが、今振り返ると、いかに自分が何かをしてあげたいと、自分中心で傲慢だったかと思います。

ある日、二歳の息子さんを亡くされたお母さんが、病棟へご挨拶に来られ、私のところにも来てくださいました。そして、私の手を握って、「りゅうちゃん（仮名）のこと、忘れないでね。ありがとう」と言われました。私は、「もちろんです」と返事をしたときには、想いが溢れ、先に涙を流してしまいました。悲しみでいっぱいのお母さんに何と言葉をかけようかと戸惑っていたところ、お母さんのほうから声をかけてくださったのです。人の役に立ちたいと願っていた私でしたが、じつは反対で、私自身がこのとき、このお母さんの言葉、温かな手のぬくもりにどれほど励まされたことか。小さな働きしかできなかった私を深い愛で包んでくださった瞬間であり、また、同時に、苦しみを抱える方々の傍らにいさせていただけることに、感謝の気持ちが溢れた瞬間でした。

そして、私のこれまでの経験から、私の心に見えたのは、自分自身が病気と闘いながらも、自分の家族に心を配って健気にがんばっている子どもたちの姿、いのちの長さ・病気や障がいの種類に関わらず、いのちそのものを生きている子どもたちの姿でした。

子どもの痛みに寄り添う

私がボランティア活動で出会ったお子さんで、四歳のあかりちゃん（仮名）という女の子がいました。

彼女は十か月の入院生活を経て、ようやく退院となりました。そして、外来診察の日、外来フロアで、あかりちゃんのお母さんにお会いしたとき、こんなことをお話ししてくださいました。

「できることが少しずつ増えてきました。幼稚園に行けるようになりました。お弁当を食べられるようになりました。娘のためにお弁当を作れる、ただそのことがうれしいのです。」

　こうしたことは当たり前の日常ですが、病気にかかると、多くの「日常」を手放さなければなりません。これはどれほどの悲しみでしょうか。あかりちゃんの入院は、幼稚園の入園準備をしていた矢先のことでしたから、なお一層つらいことだったかと思い、私もとても胸が痛みました。ちなみに、あかりちゃんは、いま元気に学校に通っています。

　それとともに、子どもでありながら、たくさんの「日常」を手放さなければならず、それがもう二度と戻ってこないとしたら、私たちはいったいどのように、その子と関わればよ

出会った子どもたちからもらったたからもの

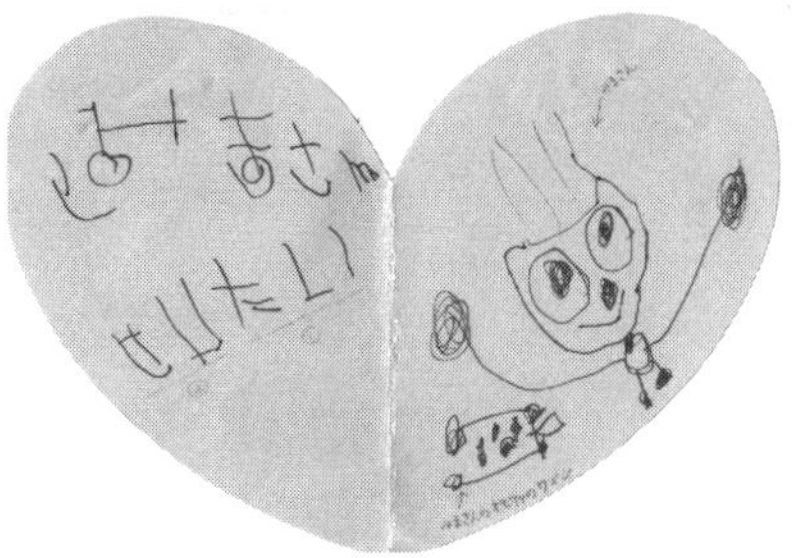

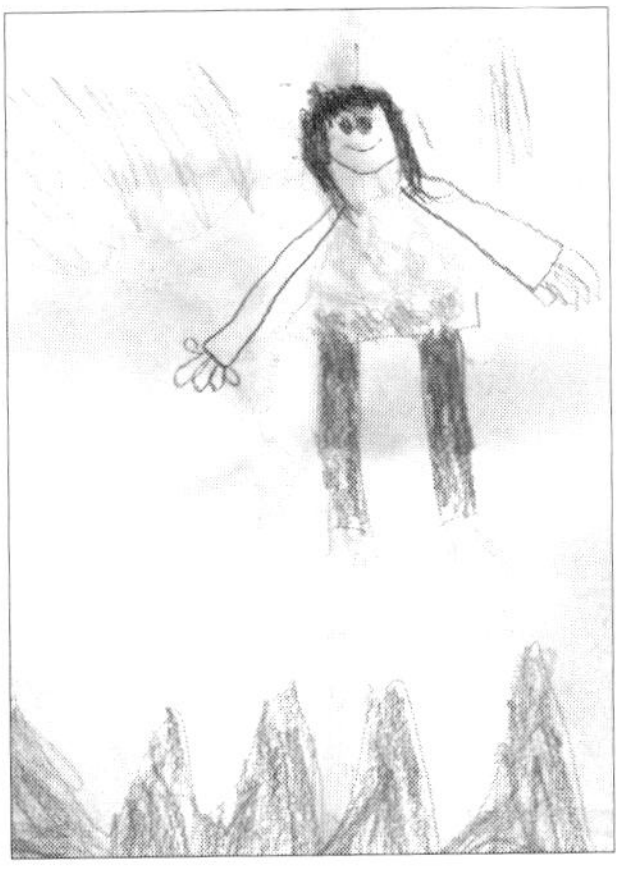

上・今は元気に学校へ通うＴくんがくれた「ありがとうカード」

左・外来で出会った女の子が描いてくれた私

いのかと考えさせられました。苦しみをもつ子どもを前にして、唐突に度肝を抜かれる質問をされ、困ったことがないでしょうか。

私は、一度そんな経験があります。

五歳の男の子、しょうくん（仮名）が、小児がんの再発で入院していた時のことです。入院から約半年、長い入院生活に嫌気がさしたのでしょう。「しょうくん、何にもいいことなんかない。なんか、いいことないかな……」と活気を失った目で私に話してきました。私は何も言えませんでした。「きっといいことがあるよ」といった軽々しい返事ではすまない深い苦しみであると感じたからです。

さて、こうした痛みをもつ子どもと出会ったとき、どうすればよいのでしょうか。このような質問を子どもにされたとき、どう答えればよいのか、私たち大人の多くが戸惑うことでしょう。そうでなくても、何の準備もなく、私たちは、死にゆく人と関わったり、大切な人を亡くした人に寄り添ったりすることはできません。

しかし、死にゆく人の苦しみを理解しようと一歩踏み出すときに、私たちは互いに「愛され赦された関係」を築くための心のドアを開けることができるのではないかと思います。

子どもの四つのたましいの痛み

私は大学で死生学を専攻し、「死にゆく子どものたましいの痛み（スピリチュアルペイン）」について研究しました（たましいの痛みについては本書二二頁、四二頁を参照）。わが子を失った親の手記から、子どもの言葉を抜き出し、子どものたましいの痛みがどのようなものかを調べました。

そして、子どものたましいの痛みには、「人生の意味への問い」「苦しみの意味への問い」「死の恐怖」「死後の世界への問い」があることがわかりました。その四つについて一つずつ紹介していきたいと思います。

◆人生の意味への問い

直也くんは、小児がんと闘った九歳の男の子です。懸命に病気と闘い、周りの人たちのことを思いやるとても立派な子でした。そんな直也くんが、相次ぐ再発と手術により落ち込んでいたある日のこと、ぽつんと、寂しそうに、こんなことを言ったそうです。

「ナオは何のために生まれてきたのかなあ。ナオは病気になるために生まれてきたのかな。」

このとき、直也くんのお母さんは突然、胸を突かれて、「ナオはね、みんなに勇気と希望を与えるために生まれてきたんだよ」と答えたそうです。亡くなる二か月前くらいに、直也くんは、「おかあさん、ナオは、みんなに勇気と希望を与えるために生まれてきたんでしょ」とよく言っていたとのことです。

このことから、直也くんの「生」はお母さんによって救われていたのだと思います。

真人くんが闘った病気は急性骨髄性白血病。真人くんが発病したのは、一九八三年、今から三十二年も前のことです。当時と現在では、医療の進歩は驚くほど違うものでしょう。しかし、子どもの抱えるたましいの痛みは、根源的であり、医療が進んだ現在でも変わらず私たちが抱える苦しみのひとつでしょう。そんなことから、真人くんの生きた証しを紹介したいと思います。

自宅療養が続いた日々の中、副作用で四十度近くの熱が四日間続き、せいぜい食べられてもアイスクリームというとき、真人くんは次のような言葉を残したそうです。

「ぼくなんか病気で痛いことばかりだから、いないほうがいいのに……。」

そして、しばらくたったとき、「ボクとお母さんは天国でも会えるかな」。

このとき、真人くんのお母さんは、次の言葉を残しています。

「痛みに耐えているとばかり思っていたのに、真人は自分の死のことを少しずつ考え始めていたのだろうか。その場はなんとかつくろっても、真人のそばをはなれると、涙があふれてきて仕方がなかった。あんな小さい子が、天国のことを考えなければならないなんて……。なんという不幸だ。」

私は、こう思います。きっと真人くんは痛みでつらくてしようがないとき、ここまでつらい思いをしてまで生きる意味を求めていたのではないか、と。また、すべてのものを超えて、自分自身をありのままで〝よし〟と受けとめられるような〝心の安堵〟を求めていたのではないでしょうか。

◆苦しみの意味への問い

五歳の航平くんは、四歳で急性骨髄性白血病という病を発病し、笑顔で病気に立ち向かった男の子です。そんな航平くんが二歳の弟から骨髄移植をして三週間がたったある日、ポツリとこんな言葉を発しました。

「なんでコウくん、お病気になってまったんやろう。」

こうしたことは、以前にも言ったことがあったそうです。このときは、熱はあるものの落ち着いている様子だったということで、航平くんのお母さんは、「お母さんにもさっぱりわからない。まったく納得がいかない話だ」と手記の中で書いておられます。五歳という幼い年齢であっても、なぜ自分が病気になり、苦しまなければいけないのかという痛みをもっていることがわかります。

先の真人くんは六人部屋へ移り、治療薬も弱いものに変えられ、薬の副作用も少なく、廊下を駆け回れるくらいになったとき、突然こんなことをお母さんに言い放ったということです。

「ほかのみんなは学校へ行けるのに、なんでボクだけ入院するんだ。なんでボクだけ病気になったんだ。もういやだ、いやだ。」

◆死の恐怖

子どものたましいの痛みでは、「死の恐怖」と「死後の世界への問い」が少なくないことがわかりました。

六歳の景子ちゃんは三歳のころから、神経芽細胞腫という小児がんと闘ってきました。三十八クール百六回の抗がん剤治療を続けながら、いのちの限り生き抜いた女の子です。景子ちゃんの亡くなる一か月前、外泊で家に帰って来たときのことです。寝る前に、お母さんに絵本を読んでもらっていました。いつもならすぐに眠りに入る景子ちゃんでしたが、このときばかりは違い、突然こんなことを言ったということです。


「おかあさん、私まだ死なないよね。」

「死なないよ。」

「でも、死ぬと、どうなるの。もうおかあさんと会えないの?」

「景子ちゃんが死ぬのは、おばあちゃんになってからだよ。そのときは、お母さんが天国にいるから、また会えるよ。」
「でも、死ぬの怖いよ。」

そして、何度も「死ぬの怖いよ」と泣き続け、お母さんは困ってしまったそうです。お父さんが「大丈夫だよ。お父さんとお母さんが守ってあげるから。悪いやつは、やっつけてやるから」と言うと、景子ちゃんは安心して眠ったそうです。お父さんはこのことから、景子ちゃんが「自分の死」を確実に感じ始めていることがわかりました、と手記の中で書いておられます。そして、このときお母さんは、眠った景子ちゃんの手を握り、何もできない無力感とやりきれない思いで、「死ぬの怖いよね。ごめんね」と、ただただ泣いていたそうです。

◆死後の世界への問い

先に紹介した六歳の景子ちゃんの言葉、「でも、死ぬと、どうなるの。もうおかあさんと会えないの？」にあるように、死後の世界に思いを巡らす子どももいます。

八歳の重信くんは、横紋筋肉腫という小児がんと闘い、八年と十七日のいのちを生き抜いた男の子です。四百九十八日間の闘病生活を母と子二人三脚で歩んでこられました。重信くんが亡くなる一か月くらい前、お母さんと次のような会話を繰り広げています。

「……死んだらどうなるの？」

「死んでも魂は生き返るよ。だから、大丈夫。」

「生き返ったとき、どうなるの？」

「輪廻といって、死んだら魂が生き返るよ。今度生まれてくるときは、何に生まれてくるかわからないけどね。ライオンかもしれないし、象さんかも？」

「生き返ったとき、ママのこと忘れちゃうかもしれないよ、ぼく。」

「大丈夫。忘れていても、必ず巡り会えるから。こんなに苦しい思いをしているんだもの。今度生まれてくるときには、とてもよい運命の星の下に生まれ変わるよ。安心して！」

「絶対だね！　……地球がもしなくなっちゃったら、魂はどうなるの？」

「魂は神さまのところ、宇宙にあるのだから、地球がなくなっちゃっても大丈夫だよ。」

…（省略）…

「また、ママに会いたいな。」

「ママもだよ。……」

「ぼく、死にたくない。ママのことが心配で死にたくないんだ。」

…（省略）…

「本当、地獄に行かないでね、ママ。ぼく、神さまにお願いするからね。絶対だよ、ママ。」

この会話から、重信くんが「自分自身の死」として、自ら天国に旅立った後、自分はどうなるのだろうか、自分が天国に行ったら、またママと会えなかったら、どうしようか、という不安を抱いていることがわかります。

子どもたちが天国に旅立つ瞬間まで抱いているもの

手記の中の子どもたちの言葉や行動をよくよく見てみると、あることがわかります。それは、子どもが亡くなるその瞬間まで抱いている「希望」と、天国に旅立つ前の子どもからの「親への気遣い」の二つです。

◆希望

直也くんや重信くんは、それぞれのタイミングで「生きる希望」を残しています。

「ナオは生きるから。死なないからね。」（直也くん－再発した腫瘍摘出手術前の外泊時）

「おじいちゃんになるまで生きたいんだ。」（直也くん－最後の登校時）

「ぼく、死にたくない……死にたくないよぉ～！」「死にたくないよ！　ぼく、絶対にがんばるよ。絶対にがんばって死なないからね、ママ。」（重信くん－予後告知の時）

また、景子ちゃんが終末期に入り、ひとりではもう体を動かすことができなくなった時のことです。「宿題をするから、起こして」と言い、ひらがな練習帳を開けて、〝五分という時間をかけて〟五文字一行をていねいに書きました。私はその姿を心の中で思い浮かべたとき、景子ちゃんが「死にゆく子ども」ではなく、「今を生きる人」だと思いました。

子どもは、それぞれの発達段階において言葉に表せる力が違いますから、たとえ言葉に発していなくても、心の内に秘めている「希望」があるのかもしれません。

ここまで、親御さんの手記から、子どもの言葉や行動を紹介してきましたが、ここで、私が出会った一人の男の子とのエピソードを紹介したいと思います。

二歳のそうちゃん（仮名）とは、一歳になる前からの関わりでした。私が小児病棟に上がると、よくガラス越しに私のことを待っていてくれ、パズルが大好きな男の子でした。そのそうちゃんは、三歳のお誕生日の約一週間前に天国へ旅立ちました。

亡くなる三日前、そうちゃんはいつものように、私のいるプレイルームに来てくれました。とてもしんどそうな様子でしたが、七十ピースのパズルを完成させました。パズルを完成させた時のそうちゃんの笑顔は、まさにそうちゃんの輝きそのものでした。その後もかなりつらそうでしたが、お部屋へ帰ることなく、お母さんにずっと抱っこしてもらって、みんなが遊んでいる所にいるのを楽しんでいる様子でした。そうちゃんは、最期まで「生きること」を投げ捨てず、いただいている「いのち」を輝かせていると私は感じました。

人それぞれ「希望」のかたちは違います。その「希望」に、その「いのちの輝く瞬間」に寄り添える人が周囲にいることを私は願ってやみません。

◆親への気遣い

子どもは、自分に死が近づいていると知ったとき、大好きなママやパパのことを思い、自分が天国へ行った後、ママやパパがこれからも生きていけるように、心を用いていることがわかります。すべてがそうだとは言えませんが、子どもは自らの死を敏感に感じているからだと思います。

直也くんは、亡くなる二か月くらい前に、それまで口にしなかった言葉を発するようになったとのことです。「もしナオが死んだら、おかあさん暗くなっちゃうでしょう?」と言い始めたのもこのころで、このとき、「直也は自分の死を意識し始めたのかもしれない」と、お母さんは手記の中で言っておられます。

また、その直也くんが亡くなる半年前、入院している他の子どものお母さんにこんなことを言ったそうです。「ナオはね、今死ねないんだよ。おかあさんの心の準備ができていないから」と。

重信くんが母親の誕生日に書いたカードには、「ママ、ぼくのぶんまで長生きしてね」と書いてありました。

その重信くんが「ぼく、死にたくない。ママのことが心配で死にたくないんだ」と言ったことがありました（六四頁）。「ママのことが心配で」という重信くんの言葉は、「大好きなママを気遣う心」の表れではないでしょうか。

子どものたましいの痛みを引き起こすもの、癒すもの

以上のことから、死に直面している子どもたちの心を次のように認識できるのではないかと思います。

●「死後の世界への問い」は、自分自身が天国に行ったとき、再び母親と会えないのではないかという不安・恐怖であるということ。

●天国に旅立つ前の子どもの何人かは、この世に残していく親に気遣いをしていること。

この二つのことから、死後の自分と母親との「関係性」に対する不安・心配が、子どものたましいの痛み（スピリチュアルペイン）に大きく関わっていることがわかります。つまり、自分が死んでも、大好きなママやパパとの関係が続くのか、大好きなママやパパに忘れてほしくないとの思いから、「これからもママともパパともずっといっしょだよ」との〝約束〟が、天国に飛び立つ前の子どもにとって、とても重要であることがわかるのです。

以前、近畿小児がん研究会公開シンポジウムで、九歳で息子さんを亡くされた田村亜希子さんがこう話しておられました。

「息子が亡くなる前に、家族三人で、『これからも三人いっしょ』とお話ができたことが、今本当に良

かったと思っています。」

田村さんはまた、息子さんが天に召された後、悲しみの現実に押し潰されそうになるとき、「家族三人で天国の話ができたこと」が、心の支えになっているとも言っておられました。

私は、終末期にある子どもには、死をタブー扱いせず、「死」をも「生」の一部として、「天国のお話」などをすることが大切ではないかと思います。そして、子どもが天国に行く前に、「どんなことがあっても、ずっといっしょだよ」、「大好きだよ」、「忘れないよ」と話してあげることは、安心して天国への道を歩める準備となるだけでなく、田村さんのお話にあったとおり、遺された者にとっても、「かけがえのない心の支え」になるのではないかと思います。

聖書に、「私たちは、見えるものにではなく、見えないものにこそ目を留めます。見えるものは一時的であり、見えないものはいつまでも続くからです」（コリント人への手紙第二、四章一八節）という言葉があります。そのように、私たちはみな必ず「死」を迎える存在であっても、この世で育んできた「絆」や、そこで生まれた「愛」は、遺された者の心に「愛の種」として植えられ、「生」を与えてくださった神さまに対して「感謝の花束」をささげることができるのではないか。私はそう信じています。

用いた手記

直也くんの記録…山崎敏子『がんばれば、幸せになれるよ～小児がんと闘った九歳の息子が遺した言葉』小学館、二〇〇八年
真人くんの記録…貝瀬久枝『小児ガン病棟日記』教育資料出版社、一九九二年
航平くんの記録…横幕真紀『ずっとそばにいるよ――天使になった航平』KTC中央出版、二〇〇六年
景子ちゃんの記録…鈴木中人『いのちのバトンタッチ――小児がんで逝った娘から託されたもの』致知出版社、二〇〇三年
重信くんの記録…森下純子『ママでなくてよかったよ――小児がんで逝った八歳　四九八日間の闘い』朝日新聞社、二〇〇四年

参考文献

藤井理恵・藤井美和『たましいのケア――病む人のかたわらに』いのちのことば社、二〇〇六年
柏木哲夫『死にゆく患者の心に聴く』中山書店、一九九六年
窪寺俊之『スピリチュアルケア学序説』三輪書店、二〇〇五年

感謝の花束

天国に着いたとき
神さまに会ったら　まず　渡したいもの

それは　「感謝の花束」

わたしの心いっぱいに
色とりどりの想いを込めて

だから
それまでの道のりで
わたしの心に
色とりどりの花を咲かせておこう

作　美馬里彩

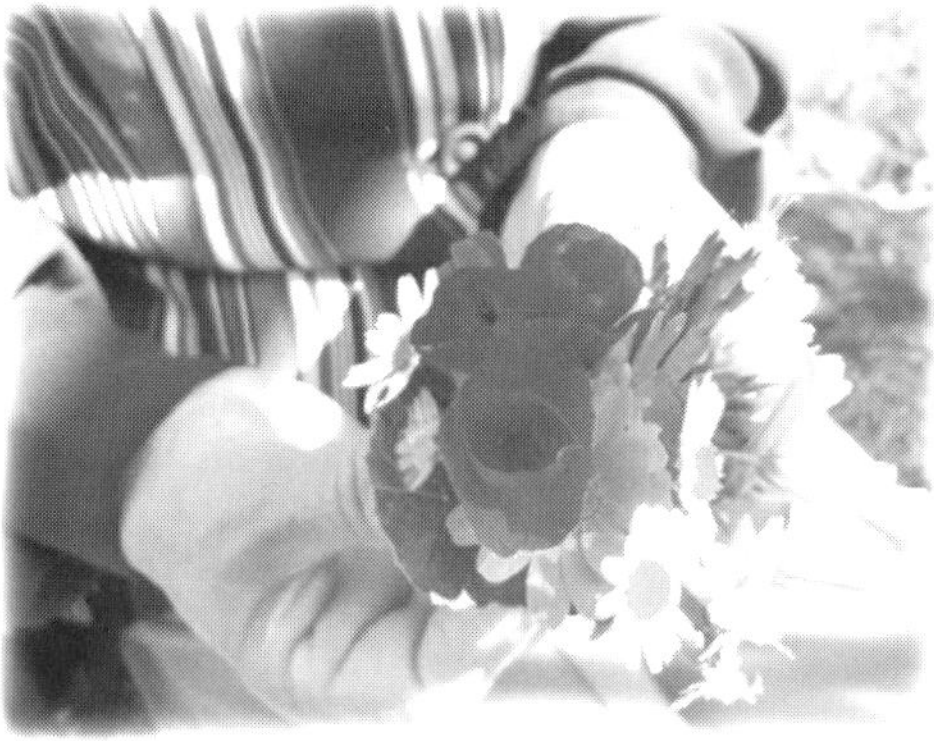

友人が野の花で作った花束。イスラエルのナザレ村にて

絵本をとおして〝いのち〟と〝死〟を子どもに伝える

大阪大学言語文化研究科教授　田辺　欧《うた》

北欧は児童文学の宝庫と言われています。デンマークのアンデルセン、スウェーデンのリンドグレーン、そして「ムーミン」で有名なフィンランドのヤンソンと言えば、みなさんだれもが児童文学の大御所とうなずくことでしょう。

昨今は、とくに北欧の絵本のなかで注目したいテーマが見受けられます。それは、これまでタブーとされてきた「死」が絵本のなかで取り上げられていることです。絵本はふつう幼い子どもを読者の対象としていますから、「死」のような重たいテーマはなじみにくいと言えるかもしれません。しかし北欧では子どもを子ども扱いせず、早くから自立した一人の人間として扱う傾向が強いように思います。「死」を語ることは「生」を語ること、つまり「死」と「生」が表裏一体となっていること、「死」は「生」が自然に帰ること、そして「死」は新たな「生」に繋がっていくこと、「死はいのちが輝いていたことの証」であるととらえ、「いのちの輝きの大切さ」を描いているように思います。

たとえば、デンマークの人気作家オーカソンとスウェーデンの人気絵本作家エリクソンのコラボによる絵本『おじいちゃんがおばけになったわけ』（あすなろ書房、二〇〇五年）は、日本でも二〇〇五年絵本賞一位に輝いた名作です。

大好きだったおじいちゃんが突然死んでしまい、そのことを受け入れられない男の子エリックのもとに毎夜おじいちゃんはおばけになって現れます。何かこの世に大切な忘れ物をしたからだ、と。その忘れ物を見つけるために、おじいちゃんとエリックは二人で過ごした日のこと、昔の話を楽しく笑いながら語り合います。そしてついにおじいちゃんは忘れ物が何だったのかを思い出すのです。それは、孫のエリックに「さよなら」を言うことでした。はじめておじいちゃんから「さよなら」の言葉を聞き、エリックの目には涙があふれますが、やっとおじいちゃんが死んだことを受け入れることができました。

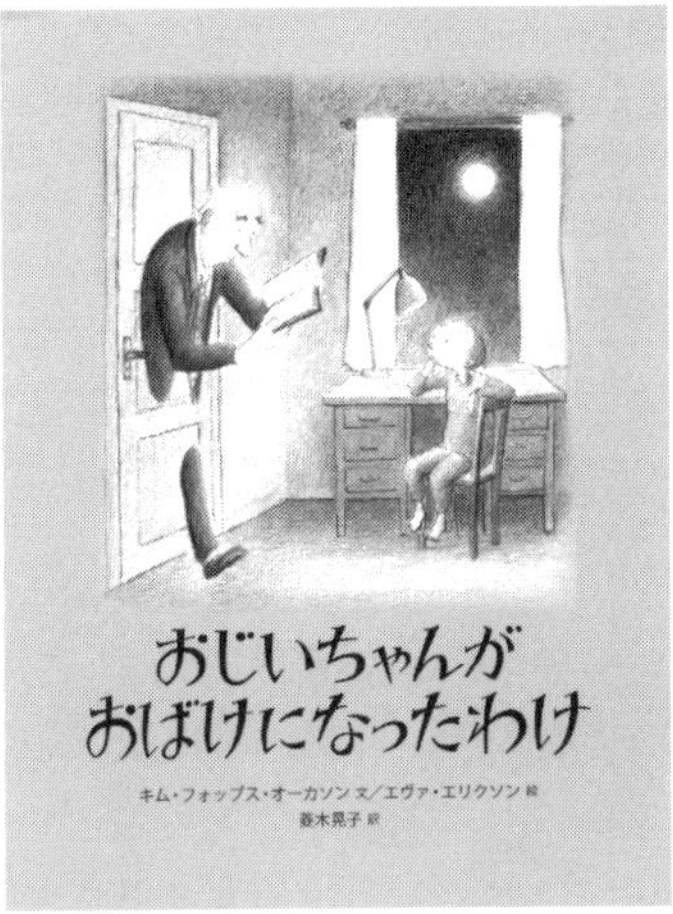

一昨年にこの本を書いた作家のオーカソンにインタビューする機会がありました。そのときオーカソンは、この本は自分の親がなくなったときの体験が下敷きになっていると話してくれました。子どもに大好きなおじいちゃんの死を伝えたら、そしてお葬式に連れて行ったら、子どもはショックを受けるのではないだろうかと迷ったそうです。でも大切な人との別れだからこそ、人生の大事な「別れ」をなおざりにしてはならな

いと語ってくれました。

この絵本は、子どもに死を伝えることの大切さ、「生きることは喜びと悲しみ、また笑いと涙どちらもがワンセット、そのうちのいずれをも欠くことができないということ」を伝え、子どもが「死を受容する」過程をていねいに扱っています。そして「別れ」や「死」を単にセンチメンタルに描くことなく、ユーモアとペーソスでもって「生きる」ことの素晴らしさをも描いています。本当に優れた絵本は、子どもに人生の真実を語ることができるのです。

Ⅱ　子どもとホスピスケア

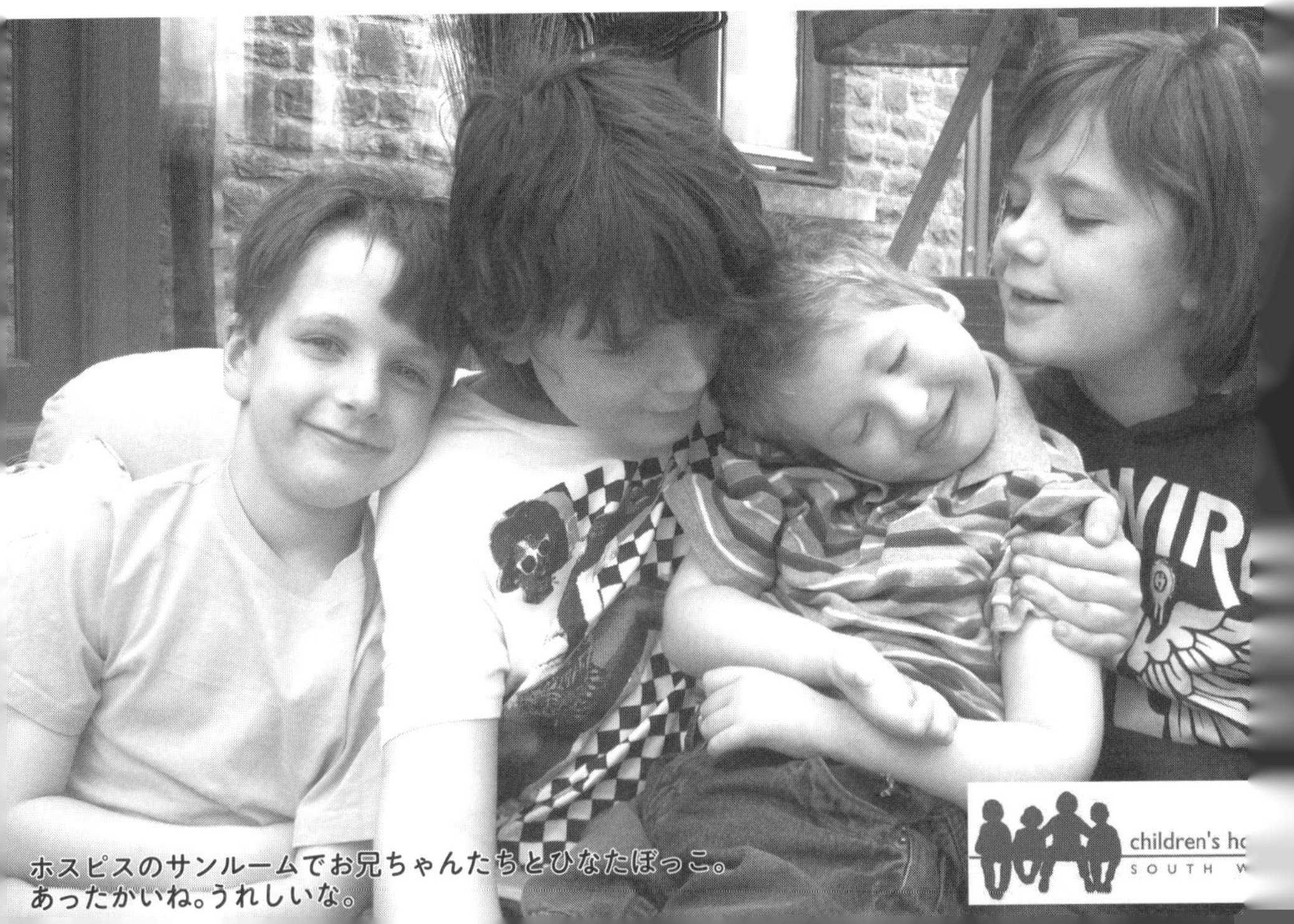

ホスピスのサンルームでお兄ちゃんたちとひなたぼっこ。
あったかいね。うれしいな。

子どもたちは死や別離をどう受けとめるか

「ヘレン&ダグラスハウス」創立者　シスター・フランシス・ドミニカ

ヘレン&ダグラスハウスは、病気の子どもの終末期ケアと、その家族のレスパイトケアを目的として、シスター・フランシス・ドミニカによって設立された施設です。その後、ヘレンハウスは、一九八二年、世界で最初の子どもホスピスとして誕生しました。そして十六歳以上の青年を対象としたダグラスハウスが、二〇〇四年に設立されました。ふたつのホスピスは、イギリス、イースト・オックスフォードの静かな地域に並んでいます。

子どもたちの死のイメージ

私は、健康な八歳の子どもたちと天国について話をしたときに、いくつかの想像力豊かな言葉を聞くことができました。たとえばこんな話です。

「人が死んでお棺の中に入れられると、すぐに天使がやって来て、魂を天国に連れて行くんだ。」

「エレベーターがあって、ボタンを押して上がっていくの。そこでノートに自分の名前を書くと、天国に入ることができるの。」

「神さまが迎えに来てくれて、十二日経つと、飛行機に乗って、八時間すると天国へ着くんだ。」

天国に行ってからのこともいろんな話が出ました。

「そこには小さな人がいて、みんなの頭につける輪とハープを持って待ってるの。天国に入る待合室で、自分の持って来た本を調べられるのよ。」

「頭に輪をのせた白いスーツの男たちがいるんだよ。」

光の輪はよく出てくるようです。

「悪いことよりも、良いことをたくさんしていたら、頭の上に輪がもらえるのよ。でも、もしも悪いことと、良いこととが同じくらいだったら、輪は半分になっちゃうの。悪いことのほうが多かったら、ハープももらえないのよ。」

現代の男の子たちなら、ハープではなくコンピューターと言うでしょうか。

輪廻転生について話してくれた子どももいました。

「死んだらね、次は何に生まれ変わりたいかって神さまに聞かれるんだよ。ぼくは虎になりたいって言うんだ。」

私の心に印象深く残っているのは、ある学習障がいの子どもの言葉です。

「死ぬってことは、反対から生まれるみたいなものさ。」

子どもたちが出合う死

子どもたちはいつも死を、人生の一部分として意識しています。自らの経験を通して、本や物語や童話、ゲームや映画やテレビを通してです。ファンタジーであれ写実的なものであれ、あるいはそれらが混じり合ったものであれ、作られたお話の中の死は、とても恐ろしかったりむごたらしかったり、エキサイティングだったりします。それらは、ニュース映像やドキュメンタリーで撮影されたものとは違う死を表現しています。しかしながらフィクションも現実の映像も、人々の日常生活からはある一定の距離を置いたものになっています。

子どもがこの世で最初に出合う死は、窓のそばにひっくり返っている昆虫でしょうか。あるいは、猫が持ってきたねずみかもしれません。ペットの死は深い悲しみをもたらすでしょう。多くの場合、子どもの願いによって新しいペットが飼われ、その悲しみは解決します。

幼い子の例を見てみましょう。ある五歳の子どもが言いました。

「ママはサミー（ペットのスナネズミ）を見たらいけないって言ったけど、そっと見に行って、つついてみたんだ。目が開いてたけど平気だよ。だって本当に死んでるんだもん。」

四歳、六歳、八歳の三姉妹は、ペットのハムスターの葬儀と埋葬を聖職者である父親にお願いしました。四歳の妹は涙ぐみ、八歳の姉は厳粛そうにしていました。六歳の娘は、すべてが滞りなく進むように気を配るのに忙しくしていました。しかし実際に埋葬が始まったとき、問題が起こります。遺体のペットが突然起き上がり、歩き始めたのです。すると、あらゆる感傷を完全に捨て去って、六歳の娘が叫びました。「パパ、早く！　頭をぶってちゃんと死なせて！　葬儀をすませなくちゃ！」

死に対する子どもたちの理解

近年、子どもが死をどう認識しているかについての研究が、文化人類学者や心理学者によって進められてきました。二十五～三十年前までは、子どもは死の現実性や危険性についてあまり意識していないか、意識しているとしても、それに対応する生来の順応性を持っていて、すぐに忘れてしまうと考えられていました。しかし、これは事実でないことがわかってきました。また、死に対する子どもの理解能力の発達は、年齢によって測ることができないこともわかってきました。そのことは、実際の子どもたちの姿を見れば明らかです。

生まれてすぐに亡くなった男の子には、一歳十か月の姉がいましたが、彼女は、弟の棺の上に布がかけられるのを見て、言いました。「ディーディーにバイバイを言う時ね。」

また、自分や家族が健康な時に、死や死後の世界についていろいろ思い巡らすことと、自分や兄弟姉妹の具合が悪い時にそれらについて考えることには、大きな違いがあります。

ヘレンハウスの設立

創立二十五周年を迎えたヘレンハウスは、脳腫瘍の手術直後の二歳になるヘレンに出会ったことから始まります。六か月の入院生活の後、ヘレンには快復の見込みがないことがわかりました。両親は彼女を家に連れて帰って、世話をすることにしました。病状は重く、昼夜を問わない世話が必要でした。その中で最も両親を苦しめたのは、身体的な疲労ではなく、長く苦しい心の痛みでした。ある日、私たちは彼らの事情を知り、ときどきヘレンを預かることができないかと、思い切って話してみました。そのようにしてヘレンハウスが始まったのです。

ヘレンは毎回、数日間だけ滞在しました。これによって、彼女の両親は睡眠をとり、ゆとりのある生活を送ることができるようになりました。頻繁にお願いする状況ではないけれども、家族と同じような世話を私たちがしてくれることがとてもありがたいと、ヘレンの両親は話してくれました。それで、数週間あるいは数か月、自分たちもがんばれるのだとも言っていました。

ヘレンハウスは、こうした友情と信頼関係の上に成り立っています。信頼と実際的な支援を提供することが、その家族の支えとなり、助けとなるとわかったからです。ですから、私たちは、家族こそが子どもの世話をする熟練者であるという認識をもって、専門的なケアをするようにしています。

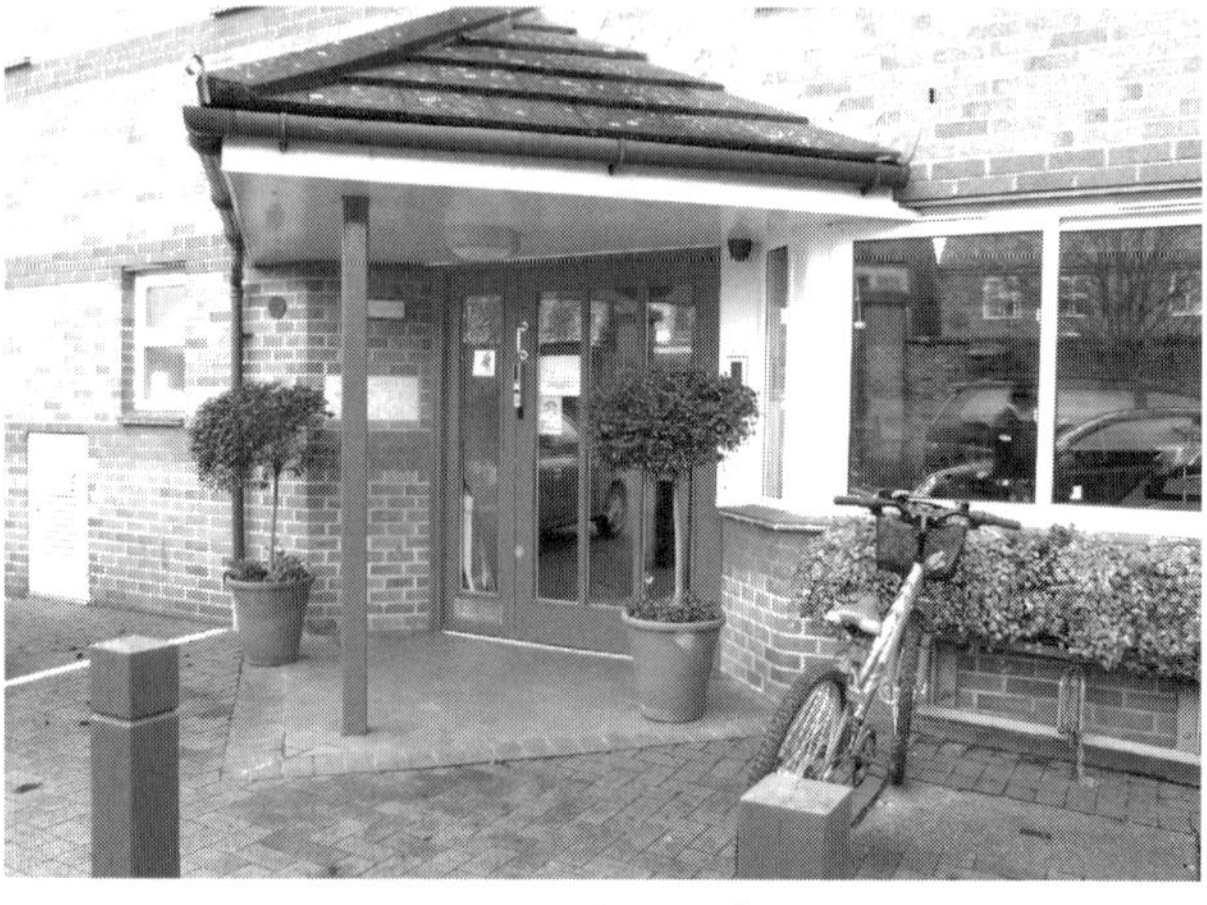

ヘレンハウスの玄関

深刻な病を持つ子どもたちが連れて来られるときも、ケアのモデルはあくまでも家庭です。ですから柔軟で、型にはまらないものをめざしています。これまで何百人もの子どもたちがやって来ました。何度も来る子もいれば、一度か二度だけという子もいます。家族が望むならば、終末期ケア（ターミナルケア、エンド・オブ・ライフケア）も行います。

死や別離を表現することの難しさ

子どもたちにとって、死について自分の思いや気持ちを表現することは決して簡単ではありません。大人たちがそれを阻止してしまうからだと思います。子どもたちが死について話すとき、それは、両親の考えや言葉をそのまま言うことが多いようです。「おばあちゃんの病気はとても悪くて、お医者さんにもどうしようもないの。それでイエスさまが天国に連れて行ってくださるの。」けれどもこうした曖昧な表現は、子どもにとってだけでなく、怒りや罪悪感や混乱、そして愛する者との別離による嘆きなどに苦しむ大人にとっても不健康だと言えます。

また、すべての子どもが天国を良い場所だと考えているわけでもありません。退屈な場所、恐ろしい場所だと考える子もいます。よくわからない場所というのは不安なものです。死後の世界をまったく信じない子もいます。私たちの多くの知識は、西洋的なユダヤ・キリスト教の伝統の中で教えられているものですが、死や死後の世界についての考えには、文化的また宗教的背景が大きく影響します。

私たち大人にとっても最も大きな影響を与えるのは、祖父母の死、両親、兄弟姉妹、友人の不幸な死でしょう。また、普段からオープンで良好なコミュニケーションをとっている家族は、困難な状況の中に陥っても、それを維持する傾向があります。けれども残念なことに、そうした家族ばかりではありません。日ごろ個人主義的で感情を表さない人が、家族の死によって突然心をさらけ出すようなことはほとんどありません。子どもも同様です。

そして子どもたちの場合、死について家族以外の信頼できる人に話すことが多いようです。自分の両親にこれ以上の苦痛を与えたくないという気持ちの表れだと思われます。私がこうした子どもたちに話をすると、混乱した感情を表にあらわし、号泣したりすることがあります。両親に対する気遣いや重荷を負っているのです。

ポールのこと——死に直面している子どもに対してできること

ポールが初めてヘレンハウスに来たのは十二歳の時でした。嚢胞性線維症を患っていました。ポールは自分の病気や予後診断についてほとんど知らないと、両親は話してくれました。最初の二回は、両親が付き添って来ました。しかし、ある日、ポール本人が自宅から電話をかけてきました。「すみません。でも、家にいると退屈なんです。それに両親にうんざりしてるんです。数週間、ぼくだけでそちらに滞在できますか。」　両親はポールを説得しようと努めましたが、彼の決心は固かったのです。病気や予後についてこちらからは話さないことを、ポールの両親は求めてきました。けれども、もしも子どものほうから話してきたら、ごまかしたり嘘をついたりしないという私たちのルールも、両親に何とか受け入れてもらいました。

両親が後ろ髪を引かれるようにしてハウスから去っていくとき、ポールはまるで勝ち誇ったような姿で手を振っていました。そして両親を見送るとすぐに、若くて、まだ経験の浅いスタッフに質問したそうです。「ぼくは嚢胞性線維症なんだ。来年には死ぬかもしれない。そのことをどう思う?」そのスタッフがどんな答えを返したか、私は聞いていません。しかし、それは端的でポイントをついた質問でした。ポールはそのあと、庭でサッカーボールを蹴ったり、テレビゲームで遊んだりしていました。彼はその答えを求めていたのではなく、質問に対するスタッフの反応を見たかったのだと思います。

それからポールは、ウェールズから来た男の子と連絡先を教え合っていました。次はいっしょにここに来るようにしようと話していたようです。質問をしたことで満足したのでしょうか、彼は友人を求めたのです。二人は、レンタルビデオ店へ連れて行ってほしいとスタッフに頼みました。けれども、浮かない表情で帰って来ました。何があったのかと尋ねてみました。ポールが答えました。「ぼくは、『悪魔のいけにえ』という映画を借りたかったのに、お店でだめだって言われたんだよ。」いっしょに行った十一歳の友だちも言いました。「ぼくは、ホラー映画は好きじゃないんだ。ポルノ映画を借りたかったんだけど、それもだめだって。」

人生の大きな質問に答えることは、とても難しいことです。私たちは一度も死んだことがないからです。死ぬとはどういうことか、死後の世界がどのようなものであるかということを、具体的に答えることができません。信仰はあっても、証拠も体験もないからです。

ですから、正直に、「それはわかりません」と言うのは間違ったことではありません。自分が信じていないことも話すべきではないでしょう。子どもは私たちの答えにもどかしさを覚えたとしても、正直さは受け入れてくれます。けれども、見せかけやごまかしや偽りを受け入れません。ですから質問をよく聴き、子どもが求めている答えを、できるだけわかりやすい言葉や方法で提示することが大切なのです。

ポールが聞きたかった答えは、もしかして、「そうね。あなたは重い病気ね。そして、病気でない人はあなたよりも長く生きるかもしれないわね。でも、死ぬまでにはやるべきことがたくさんあるのよ」ということではなかったかと私は思っています。ポールはそれからも、何度か同じ質問を繰り返しました。私たちがすべきことは、いつでも彼の語ることに耳を傾ける準備をしておくことです。

ポールの両親は、息子が自分の死が近いことを知っていると思いませんでした。たとえそれがわかっていても、ポールとそれを語り合うことはなかったでしょう。

その後、私たちはポールの主治医からいろいろと教えてもらいました。ポールが入院していたある日、症例検討会が開かれました。主治医がポールのカルテを持ち、スタッフとともに病室に来たとき、ポールが彼らに尋ねました。「ぼくのことについて、これから話し合うの？」一人の医師がそうだと答え、どうしてわかったのかと聞きました。「どれが自分のカルテかがわかるように、だれも見ていないときに黄色い印を付けといたんだよ」とポールは答えました。そして言いました。「ぼくもそれに参加していいかな？」

ポールはこの検討会に参加するようになり、患者と医師のオープンなコミュニケーションが始まりました。

患者である子どもに意見を聞いたり治療方針を相談したりする、見識のある小児科医が今日、次第に増えてきました。勇気のいることですが、ほとんどの場合たいへん有効だと思います。

死に直面した子どもの心

一九八二年に開所したヘレンハウスに滞在した家族の中の約一二％は、二人以上の子どもが同じ遺伝的疾患を持っていました。知的能力に問題のない子どもの場合、同じ病気の兄弟や姉妹が死んだ後の精神的苦痛は計り知れません。自分と同じ病気の子の進行状況から、これから自分もどんな経過をたどるかがわかるでしょう。自分よりも少し進行が早かった兄弟や姉妹を見るとき、その苦悩はどれほど深いでしょうか。

脊髄性筋萎縮症を持つ五歳のリアンは、彼女と同じ病気で苦しみ、今は天国にいる姉のゾーイのことをいつも話していました。姉の写っている写真や、二人でいっしょに出席した親戚の結婚式のビデオを見たいとせがみました。「天国でゾーイに会ったときにね、顔を忘れてしまったということがないためよ」と言っていました。リアンは死の一か月前、寝る前にはいつも子ども用の化粧をしていました。「イエスさまに会ったとき、かわいく見えるでしょ。」リアンは一生懸命生きました。ゾーイが死んで四か月して、非常に危険な状態に陥りました。けれども、まだゾーイには会いたくないと、はっきりと言っていました。そしてその強い意志の力によってでしょう、その後七か月間生き永らえることができました。

リアンは、自分がもうすぐ死ぬことを悟っていましたが、大きくなったときの明確なプランも持っていました。どういう人と結婚したいかがはっきりしていて、赤ちゃんもたくさん産むつもりでした。妊娠の練習さえしていました。母親にマタニティドレスを作ってもらい、おなかの中にクッションを入れていました。

このように、アンビバレントと言える二つの考えを同時に持つことは、幼い子に限ったことではありません。筋萎縮症を患っていた十七歳のピーターは、死期について話しているなかで、コンピューター関係の仕事につく夢をも語っていました。「二十二歳までに死ぬことはわかってるんだ。でも、いいんだ」と彼は言いました。「怖い?」と尋ねると、長い沈黙の後にこう言いました。「いいや。でも、あまり考えないようにしてる。一生懸命、今を生きたいんだ。」彼の積極的な態度は、他の筋萎縮症の患者を励ましたそうです。「何が起きたとしても、惨めな気持ちでいるか幸せな気持ちでいるかは、自分で決められるんだ。惨めでいることは、物事を悪いほうにしか動かさないよ」と話したということです。

十九歳だったある筋萎縮症の患者さんは、不安と怒りにあふれ、深く落ち込んでいました。口数は少なかったのですが、絵を描くことで感情を表現していました。彼がヘレンハウスに滞在しているとき、十代の子どもが亡くなりました。がっかりした彼は、死んだ子の両親のためにカードを作りました。そして、スタッフといっしょに丸テーブルを囲み、葬儀の計画に加わりました。葬儀に出席することにした彼は、花を買って棺の上に置き、最後までそこに残りました。帰って来てから、自分の葬儀も同じように素敵なものにしたいと話しました。葬儀に出て、恐れがなくなったそうです。恐れがよみがえってくるのはわかっていても、この葬儀のことを思い出せば、怖がることはないと思えると話してくれました。無口でぶっきらぼうな青年がこのようにオープンに話せるのは、すばらしいことです。

もうひとりの十代の少年は、幼い子どもが亡くなった後の家族の様子を見ていました。涙の中にも笑顔があり、形は違っても家族であり続けることを目にしました。その家族といっしょに食事をし、話もしました。自分の死期が近いことを知った時から、残された家族の心配をしていたため、この家族との交わりを通して安心したとスタッフに打ち明けたそうです。自分の死から家族は立ち直れないだろうかと心配していた彼は、それでも家族は元気に生きていけると確信したのです。

オックスフォードにあるアシュモリアン博物館に行ったことで、九歳の男の子は死への恐れを発散することができたようです。エジプトのミイラや墓や副葬品に感動したこの子は、同行した五十代の男性に尋ねました。

「どうして墓にあんなものを入れるの？」

「死んだ後の世界で必要だと思ったからだよ。」

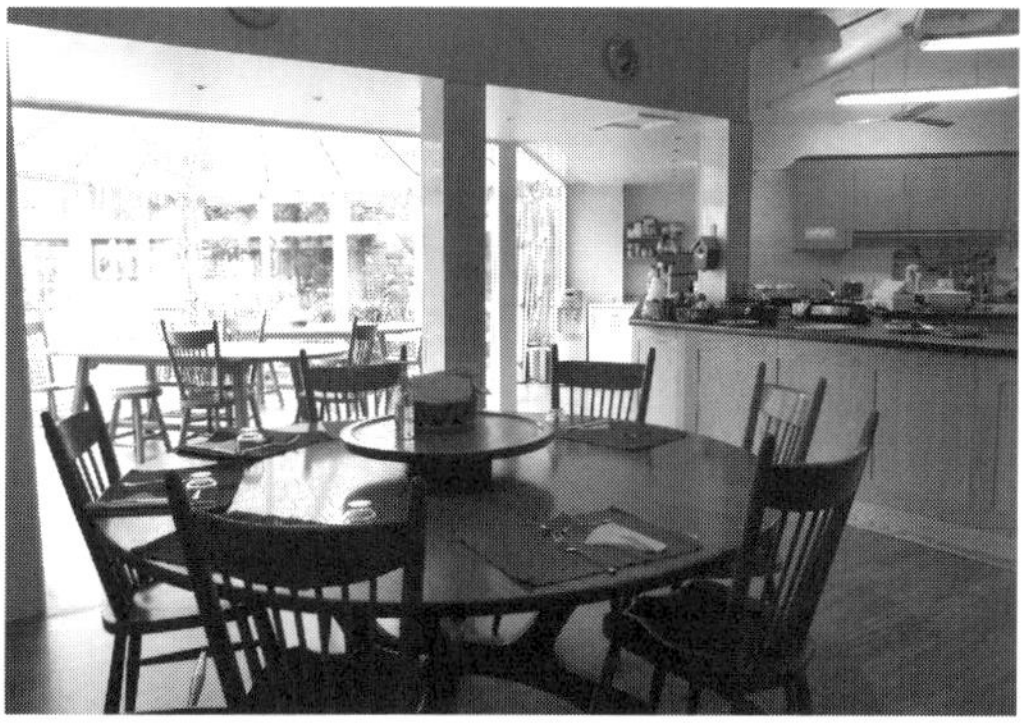

ヘレンハウスの食堂

「どうして包帯でぐるぐる巻きにしてるの？」

「体を持っていきたいと思ったからじゃないかな。」

「そうか。ぼくも持っていきたいな。」

「うーん。私はどうかな。もっと年をとって体が悪くなったら、新しいのがほしいな。」

しばしの沈黙の後、少年は答えました。

「そうだね。ぼくもちゃんとした体のほうがいい。それはそうと、天国がどんな所か知ってる？　素敵なパブみたいなものなんだよ。好きなものを飲んで、悲しいことを全部忘れられるの。ぼくのおじさんは今もそこでやってるけどね。」

双子の妹ベスを亡くした八歳の少年の考えはこうです。

「天国はみんなそれぞれ違うんだ。自分の好きなものがあって、好きな人がいるんだよ。ぼくのは大きな体育館で、トランポリンと縄飛びと鉄棒があるの。ベスとジェニーもいるよ。」

彼はその直後、事故で亡くなりました。

すでにお話ししたように、天国を信じている子どもでも、それぞれ違うイメージを持っています。ですから、こちらからあちらへの移動についてのイメージもそれぞれです。では、どうしてあちらからこちらへ帰って来られないのでしょうか。

「ジェイミーはどこにいるの？」と友だちに聞かれたのは、三歳のキャリーでした。

「イエスさまといっしょに天国にいるのよ。」

「どうして帰って来られないの？」

「だってそこが好きなのよ。ジョンおじいちゃんは大きな赤いバスに乗ってるの。」

そのジョンおじいちゃんはロンドンバスの運転手で、事故で亡くなっていました。

五歳のエリザベスは、神さまに怒っていました。

「主イエスさま、ケイティは十分長くそちらにいるでしょう。お願いだから、もうこちらに返してください。」

薪に火をつけるのを手伝ったこともある四歳の子どもは言いました。

「薪が燃えて灰だけが残ったみたいに、どこかに行っちゃったんだ。」

ペットの犬の死を悲しむ七歳の子どもの言葉です。

「皮を置いていっちゃった。」

ジェインは、姉の遺体を見たあと、人形の家で遊びながら考え込んだ様子でした。そして、一、二時間してから尋ねてきました。

「イエスさまといっしょに天国にいるなら、どうしてあの小さい部屋にいるの？」

死後も遺体が残っていることが理解できなかったようです。

「人が死んだら、頭だけ残るとか、皮ははがれちゃうと思ってたわ。」

五歳の妹が死んだとき、トムは八歳でした。トムの日常生活にはいつも妹の病気と障がいがありました。そこには、喜びと悲しみ、希望と恐れが混じっていました。トムと両親は仲が良く、嘆きも分かち合っていました。「このセミナーのために何かコメントしてくれる？」と言うと、こんな話をしてくれました。

「妹のフレアが死にそうになったとき、とても怖かった。死んでほしくなかったから。夜は本当に怖くて、眠れなかった。フレアが死んだとき、本当につらかった。でも、なぜか悲しくはなかったんだ。フレアのお葬式は良かったけれど、最後にフレアの棺が教会から運び出されたときに、突然涙が出てきちゃった。フレアは今、天国でジャンプしたりスキップしたりする天使になったと思う。ここではできなかったいろいろなことを、天国でできるようになったんだ。フレアのお墓に行って、お花やおもちゃを置いてくるのが好きで、ママが植えた芝生の手入れのお手伝いもするよ。家に帰るといつも『ただいま』って言ってフレアを抱きしめていたことを思い出すんだ。フレアがいなくなってから、家族みんなが変わってしまった。毎日泣いてる。フレアといっしょによくデヴォンへ遊びに行ったよ。今は、そこへ行っても全然楽しくない。ぬるい沼に足を入れたり、砂をいじったりしてた。どこにでも行けるようになったのはうれしいけど、でもやっぱり悲しい。フレアとの楽しい思い出がいつも心の奥にあるんだ。友だちにはぼくの気持ちがわからないだろうから、寂しい。夜は、みんなでフレアの服を持って寝るんだ。おやすみ、フレア。神さまの祝福がありますように、と言って。」

カムの母親の日記

これは、六歳半の兄を亡くした五歳のカムの嘆きを記した、母親の日記です。少しご紹介しましょう。

「カムは、ヘレンハウスの寝室の外の廊下に座り込んでゲームをしていた。どうやって話せばいいのかと恐れを覚えながら、隣に座った。地獄にいるような気持ちだった。

『カム。ハリーがどんな状態かわかる?』

『ううん。わからない』と、大きく見開いた目で無邪気に私を見た。

『カム。どうやってお話ししたらいいかわからないけど、ハリーは今日か明日に死んでしまうの。』

カムのあごが胸元まで落ちた。空中にある何ものかに突然殴られたようだった。そして、そのままゲームを続けた。私の言葉がカムの中にゆっくりと入っていき、私はその場を去った。カムの無邪気さを自分が奪ったような気がし、私の中の一部も死んでしまったようだった。

その日の夜も、その次の日も、カムはたくさんの質問をしてきた。私たちはそれに正直に答えた。いつもスタッフがカムに付き添い、ひとりになることはなかった。カムは、生と死について繰り返し尋ねてきた。

ある朝、ハリーが死んだとき、カムは部屋の外にいた。ハリーに『さようなら』を言わせるために、すぐに呼び入れた。カムは明らかにショックを受けているようで、言葉も出なかった。カムがこんなに苦しむのを見て、私の心も深く傷ついた。でも、だれも私たちをこの苦しみから救うことができないように、私もカムを守ってやることができないことはわかっていた。

葬儀を終え、数日が経った。カムのことが心配でならなかった。ハリーのいない人生にどう向き合えばいいのか全くわからないようで、引きこもってしまったのだ。最初の三か月は、学校へ行っても校庭には出ず、先生とだけ過ごしていた。友人たちが声をかけてくれたが、それに応えようともしなかった。どうしてこんなことが起きたのか、理解できない様子だった。

十二月十三日

ハリーが死んで三週間。カムがベッドに入って言う。『ハリーがいないなんて嫌だ。だれがいなくなっても嫌だ。』

『でも、エミリーがいるでしょう。パパもおじいちゃんも、ピングーもニンブルもいるわ。』

『でも、おばあちゃんの顔は思い出せないよ。』

私たちはいっしょに階下に行き、クリスマスツリーのそばでアルバムを見た。傷ついた者同士で。しばらくしてカムは落ち着き、ベッドへ戻って行った。

一月三日

ハリーのいない初めてのクリスマスがなんとか過ぎた。『ぼくのクリスマスプレゼントをハリーにも見せたいな』とカムが言った。それを聞いて、とっさにカムを恐れから守ってやりたい、希望を与えたいと思って、『ハリーには見えているかもしれないわね』と答えてしまった。するとカムはかえって恐怖を覚えたようだった。ハリーが自分たちといっしょにいる以外のしかたで存在しているという考えは、決してうれしいものではなかったからだ。でも、カムは言った。

『ママ、ハリーがいつもぼくを見てるんだったら、いい子にならなくちゃ。』

ハリーが天国にいるというのは、私にとっても、たぶんカムにとっても、遠すぎるように思えた。次の日の朝、寝室から出てきたカムの最初の考えは、死んだ人の誕生日には何をしたらいいかということだった。

一月五日

二歳のエミリーがハリーを呼んだ。

『ハリーはどこ？　死んじゃった？』と何度も言ってから、電話をとって呼びかける。

『ハリー、ハリー、ハリー、ハリー』

一月六日

カムが言う。『ハリーとぼくは双子だったんでしょ？』

二月九日

インフルエンザのため、カムの学校は一週間の休み。墓石を見にカムも同行。カムが、墓石に彫る言葉を考える。

『ハリー。好きな色は黄色。好きなキャラクターはマイリトルポニー。好きな弟はカム。』

二月二十八日

ベッドの中でカムが泣く。

『ハリーのこと、悲しい。絶対に忘れない。ハリーはぼくのベストフレンドだよ。』

四か月後の六月十六日

コッツウォルド農場公園で午前を過ごす。ハリーが死んでから初めて。車を降りた途端、カムは大きな水たまりを見つけて言った。

『ハリーが生きてたら、ぼくも車いすの後ろに乗せてもらって、通り抜けられるね。』

なにもかもがハリーを思い出させる。水たまりで遊んだのは七か月も前のことなのに、カムがそれを覚えているなんてすばらしいと思う。ハリーが私たちの思い出の中に生きていることに、ほっとする。

六月二十七日

朝食。エミリーが突然とても悲しそうに首を振りながら言った。

『ママ、ハリーはまだ良くならないの?』

かわいそうな幼いエミリーは事態を理解できず、まだハリーが帰って来ると思っている。

七月九日

カムが起きて言った。『パパ。ハリーが死んだとき、キャンディを買ってくれたね。』

エミリーも起きてきて言った。『ハリーは良くなった? ハリーは死んだの? ハリーにはもう会えないの?』

十月七日。自宅

エミリーが繰り返し聞く。『ハリーは帰って来る?』

『いいえ。ハリーは死んだのよ。もう帰って来られないの。』

エミリーの目に涙があふれる。カムが泣きながら起きてきた。ハリーが生きていて、いっしょに遊ぶ夢を見たと言って泣く。私はそんな現実的な夢を見たことがない。カムがうらやましい。

十二月十六日

先週、車の中でカムが、ハリーの死んだ週のことを思い出すと言った。ハリーに会いに部屋に行ったこと。その部屋がどんな様子だったかを詳細に話す。ハリーが死んでから一度も入ったことがないのに。あのとき、カムは五歳だった。今は六歳半。記憶のフラッシュが、毎週のように、カムかエミリーにやってくる。エミリーは、先週ハリーが車にひかれたかと聞く。学校の外の道に気をつけるようにと何度も注意したことと、エミリーの友だちの兄が事故に遭ったことがエミリーの頭に残っていたのだろう。三歳のエミリーは、なんとかハリーのことを理解しようとがんばっている。大きくなってくると、もっとつらくなるだろう。

六か月後

朝食。エミリー。『ハリーはいつ生き返るの？　生き返ってほしいわ。』

九月四日

カムの新学期が始まった。同級生たちにとっては新しい先生に出会うだけのことでも、カムにとってはつらいこと。七歳になるカムは、ハリーのいた教室で勉強し、ハリーの好きだった先生が担任になる。ハリーと遊んだ校庭には木が植えられていて、ハリーの名前と日付が入り、『たくさん愛された児童』と書かれた美しいプレートがかかっている。

昨晩、カムはベッドの中で、何度も何度もつらそうに言った。『天国に行って、ハリーといっしょにいたい。』

私の心は悲しみでいっぱいになった。カムが学校から寂しそうに帰って来たので、学校はどうだったかと聞いてみた。昼休みは何の遊びもしなかったと言った。ただ座って、ハリーの木を眺めていた、と。その姿を想像するだけで、私の心は痛んだ。カムは、大きくなったら、のんびり静かに暮らしたいと言った。カムらしくない。カムはいつも、どんな激しい遊びにも積極的に飛び込んでいったのに。

夏。私たちは少し自由を感じた。カムは心配がなくなった様子で、元気になったように見える。私たちはみなそれぞれ成長した。それに、少しは癒されたようにも感じる。でも、この癒しは表面的なもので、傷はいつでもまた開いてしまう。この夏に前進しても、たった一日で後戻りしてしまう気がする。悲しみで心が苦しい。なによりも、離ればなれになるはずのなかった、双子のように仲の良かったカムとカムの愛する兄のことを考えるとつらい。カムが、ハリーの死んだ時の年齢よりも五か月年上になったことが何か不思議な気がする。カムの内面は傷ついて血を流しているのに、私は何もすることができない。

九月二十九日

ヘレンハウスクラブのイベントで、宮殿と飛行場見学に行った。カムを宮殿前で降ろすと、『飛行機で飛んだら、雲の中で兄弟に会えるかもしれない』と話しかけてきた子がいた。カムも言った。

『そうだね。ぼくもハリーに会えるかな。ああ、いや、やっぱりだめだ。ハリーは、地面の下の棺の中だもの。』

十二月二十二日

カムの七歳の誕生日。カムはこの一週間、悪夢にうなされていた。私たちの家族の中で今まで、七歳になった子はいなかった。七歳になるのはすばらしいことだとカムに話したが、カムは全く信じなかった。そのことを、学校でもヘレンハウスクラブでも話していたようだ。ろうそくを吹き消すときになって、『願い事をして』ってみんなが言った。カムは悲しそうな目をして私のほうを見て、唇を動かした。『ハ・リ・ィ』

私は思わず叫んでしまった。『カム。なにか現実的なことをお願いして。』

九か月後。二〇〇四年十月

今朝、学校に送って行く途中、にわか雨のあと、明るい冬の日差しの中で虹が出た。私たちの上に、完璧な形の大きな虹だった。子どもたちはそれを見て喜び、ハリーがこの上で遊んでいるんじゃないかと言った。楽しそうに笑い、幸せそうにおしゃべりした。だんだんと消えていく虹を見ながら、カムが笑い、落ち着いた声で言った。『バイバイ、ハリー。』

もしかしたら四年後には、死の現実が遠のいて、子どもたちに助けられて、私も自分の気持ちに対処できるようになるのかもしれない。そう思うと、不安と喜びが同時に起きた。長いけど、続けて歩んでいかなければならない。」

すばらしい日を待ち望む

私たちには答えることのできない、人生の大きな質問があります。この仕事を始めたころより今のほうが、持っている答えは少ないことを認めなければなりません。しかし、子どもの童話の中に少し助けとなるものがあります。水の中に生きる昆虫ととんぼの物語をご存じの方も多いでしょう。

池の中に、たくさんの昆虫がいて、動き回ったり、遊んだり、食べたりしていました。ときどき、ある一匹が、水草やスイレンの茎を上って行き、一番上で消えてしまうことがありました。みんなは話し合って、次に行ったものは帰って来て、話をするという約束をしました。ある日、茎を上って行く自分に気がついた一匹がいました。スイレンの葉の上まで来たとき、今までに感じたことのないものを感じました。太陽の暖かい光とさわやかな風、そして感じたことのない自由。すると、自分でも知らなかった自分の体の一部分を発見しました。その新しい羽を広げ、太陽の光で乾かすと、彼は飛び立ち、回転し、光の中を飛んでいました。新しい喜びの世界で、池の中の兄弟や姉妹や友だちに約束したことを思い出しました。このすばらしさを伝えるために、何度も何度も何度も、水面に降りようとしました。でも、うまくいきませんでした。そしてある日、気がつきました。彼らにもまたいつの日か、このすばらしさを知る日が来ることを。

（二〇〇六年オックスフォード教区の年次大会より）

子どもの病とホスピスケア

淀川キリスト教病院ホスピス・こどもホスピス病院院長　鍋谷まこと

二〇一二年十一月一日にアジアで最初となる、小児の「エンド・オブ・ライフケア」[1]（End-of-Life Care）にも対応できる専用の小児緩和ケア病棟、いわゆる「こどもホスピス」が大阪に開設されました。小児の「エンド・オブ・ライフケア」の重要性はだれも疑う余地のないところですが、日本ではその整備は十分と言えませんでした。

一方で、一九八二年にすでに英国オックスフォードでは、小児の「エンド・オブ・ライフケア」にも対応できる専門の施設「こどもホスピス」がスタートしていました。シスター・フランシス・ドミニカによって創設されたこの施設は「ヘレンハウス」と名づけられましたが、これは最初にシスター・フランシスが預かった脳腫瘍の患者さんの名前に由来しています。[2]

そのヘレンハウスでは、家庭的な雰囲気の中で小児の難病に対して「エンド・オブ・ライフケア」のみならず、在宅ケアを実施中の難病の子を短期でお預かりするレスパイトケアも実施しています。日本は世界最高レベルの小児医療レベルを誇っていますが、「こどもホスピス」という新たな選択肢を通して、小児がんおよび難病医療の分野における新たな展開に繫がればと考えています。

「こどもホスピス」の目指すケアとは

小児の緩和ケアの定義でよく用いられているのが、二〇〇三年に提示された以下の文章です。「致死的な難病（life-threatening illness）の小児および若者のための緩和ケアとは、身体的、精神的、社会的、霊的（スピリチュアル）要素を含む包括的かつ積極的なケアへの取り組みである。そして、それは子どもたちのQOLの向上と家族のサポートに焦点を当て、苦痛を与える症状の管理、レスパイトケア、終末期のケア、死別後のケアの提供を含むものである」（*A Guide to the development of Children's Palliative Care Services*, ACT/RCPCH, 2003）。

私たちもこどもホスピス病棟を開設するにあたって、この定義を重視し、成人ホスピスを含む病院全体の理念を「家族、仲間とともに生きる癒しと希望の病院」としました。すなわち設計の段階から、病院にいながらにして家庭と同じ、いやそれ以上の安らぎと癒しを感じることのできる、ある意味で病院らしくない病院を目指したのです。

淀川キリスト教病院 ホスピス・こどもホスピス病院について

全体のベッド数ですが、かつては一二〇床で運用されていた五階建ての病院を、前述の理念の実現を目指して二七床（成人ホスピス病棟四階一五床、小児ホスピス病棟二階一二床）で運用することとなりました。また、すべての部屋を、個人が最大限に配慮され、さらに家族も傍らでゆっくりできる個室としました。

病室以外の空間の利用にも最大限に配慮し、様々な癒しを感じることができるように五階にはベッドのまま屋外の空気を感じることのできるウッドデッキや周囲に植木をあしらった屋上テラス（スカイガーデン）やカフェテリアを用意しました。このスカイガーデンからは周囲に高い建物がないために、大阪市内の風景を一望することができ、病院ではかなうことのなかった経験を患者さんやご家族に体験していただいています。

また三階にはコンサートが開催できるイベントホールやカラオケのできるパーティールーム、映画鑑賞のできるシアタールームや本格的なお茶席を楽しめる和室などを用意しました（口絵参照）。

こどもホスピスの病棟について

先の小児緩和ケアの定義には、以下の文章が附則されています。

「致死的な難病のこどもとその家族のＱＯＬ向上のための

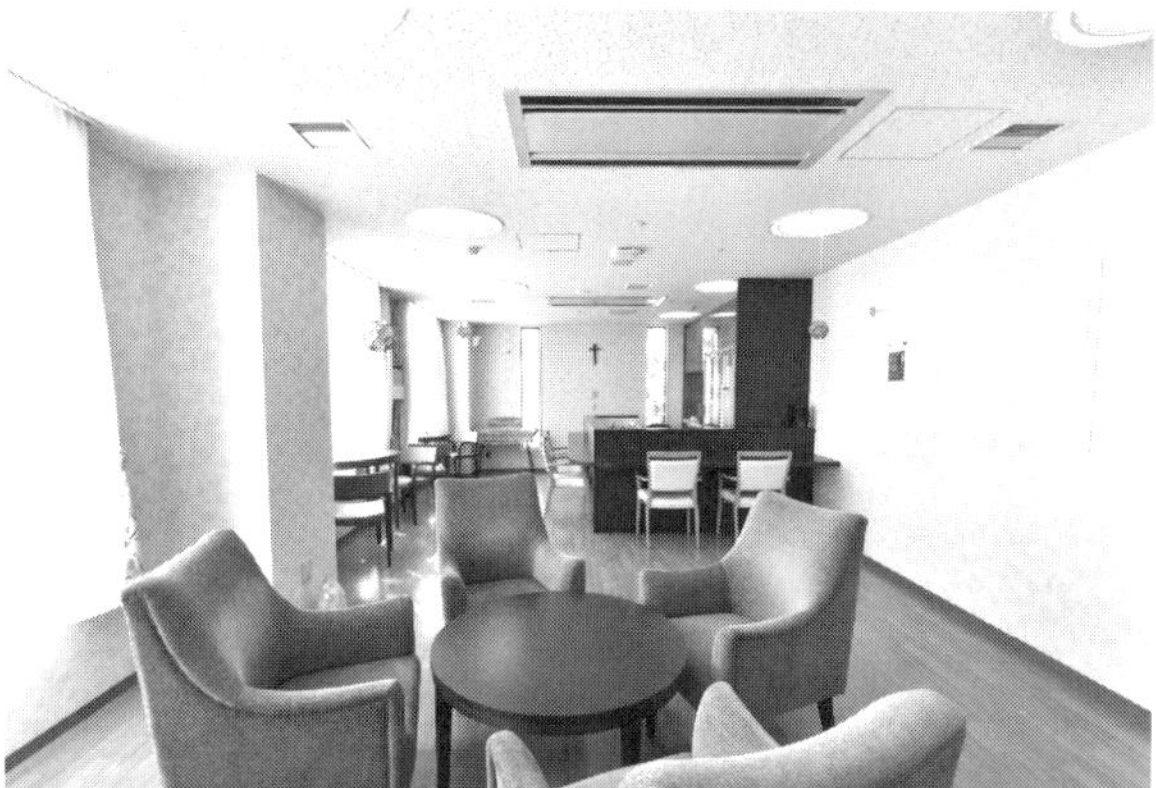

5階にあるカフェテリア

全人的ケア。診断時に始まり、療養生活、ターミナル期を経て、死後まで子どもと家族が望む限り継続的に、望む場所でケアを提供する。」

私たちはこの文章に鑑みながら、小児のためのこどもホスピス病棟の理念を「こどもの望む場所で家族、仲間と楽しく過ごすことを支える病院」としました。すなわち後でも触れますが、必ずしも「こどもホスピスにおける看取り」にこだわらず、子どもが在宅を望んだ場合にはその可能性を最後まで家族といっしょに考え、ご本人および家族の希望に最大限に尊重するようにしています。

実際の付帯設備としては、二階のこどもホスピス病棟に、子どもが遊べるプレイゾーン（通称「おそと」）、家族でゆっくり過ごせる本格的な手作り料理にも対応できるシステムキッチンと食卓とリビングを配置したゾーン（通称「おうち」）、いろいろな勉強や作業が可能なゾーン（通称「がっこう」）を設置しました。

また、家族と難病の方が過ごせる三〇～三三平方メートル以上ある個室を六室用意し、悪性腫瘍をもつ子どもとそのご家族の「エンド・オブ・ライフケア」にも対応しています。（この場合、その病院生活は数か月に及ぶことも予想され、あえて個室料なしに設定しました。）

部屋の中には、ユニットバスやトイレ、ミニキッチンなども設置しており、さながら自宅のリビングルームのように過ごしてもらうことを目指しました。もちろん家族がいっしょに過ごすことが目標ですから、特別な伝染性の疾患をもっている場合以外は面会制限はありません。部屋の中にはテレビのほかにLANケーブルも設置し、自宅やお友だちとネットを通じて繋がれるよう配慮しました。

またヘレンハウスと同様に、在宅で長期療養中の難病の子どもで、気管切開や人工呼吸器、酸素投与、経管栄養などの医療的ケアのためにどこにも預けることができず、家族自体が大変なストレス下で生活しているような場合、そういった子どもも医療短期入院または重症心身障害児の短期入所サービスとしてお預かりできる一〇平方メートル以上ある個室を六室用意しました。これらの部屋の正面、あるいは枕もとには、本人またはご家族が気に入った手作りの照明を自分で選んできてつけてもらうなど、照明環境にも工夫しています（口絵参照）。

このように日常生活の小さな希望にもできるだけ寄り添いたいと考え、設計しました。

小児の「エンド・オブ・ライフケア」においては、病院でも今まで過ごしてきた家族・親戚や地域の仲間との関係を維持することが重要です。そういった理念を実現すべく、遠方から久々に訪れる祖父母などの親戚が利用できる休憩ゾーンも三階に五部屋（一人用三部屋、二人用一部屋、六帖二間の和室一部屋）用意しており、夜間の宿泊利用にも対応できるようにしています。また、外泊や外出にも随時対応しており、地域の仲間が来て騒いだり記念会を開いたり様々な要望にも可能な限り応えながら、今まで過ごしてきた地域や病院における関係性を、当院に入院しながらも維持・実現できるよう努めています。

入院した子どもたち

●小児の悪性疾患対象の緩和医療入院数……十四人（脳腫瘍十人、他の固形腫瘍三人、白血病一人）
人工呼吸器装着……三人、二一％

看取り……院内八人（自宅三人、他院一人）

●**在宅の難病児対象の短期入院数**……登録人数　二百三人

経管栄養……約八割

気管切開……約四割

人工呼吸器装着……約三割

●**外来部門**……受診者数　月平均五十人

◆ホスピスの取り組み

小児の緩和医療の入院にあたっては、自分の家族の気持ちや入院目的を切り換えていく「ディシジョン・メイキング」[3]（Decision Making）の過程が非常に大切です。また怒りや悲しみ、不安など様々な感情の変化にしっかりと対応するため、あらゆる場面で本人やご家族との「コミュニケーション・スキル」[4]（Communication Skill）が重視されます。また疼痛に代表される身体的症状や様々な精神症状に対しても総合的に対応することが求められます（Holistic Management of Symptoms）[5]。そして、亡くなった後の悲嘆ケアは、小児緩和ケアにおける重要な要素で欠くことができません（Bereavement Care）[6]。よく後回しにされるのが、スタッフの精神的疲労ですが（Caregiver Suffering）、これも小児の「エンド・オブ・ライフケア」に関わるスタッフには必ず生じてくる問題であり、評価項目に加えておく必要があります。さらに、子どもや家族が過ごしてきた地域コミュニティにおいてこどもホスピスがなし得る役割の評価も重要です（Palliative Care in the Community）。

すなわち、①「ディシジョン・メイキング」（Decision Making）、②「コミュニケーション・スキル」（Communication Skill）、③「身体的・精神的症状に対する総合的症状コントロール」（Holistic Management of Symptoms）、④「ビリーブメント・ケア」（Bereavement Care）、⑤「スタッフの心理的負荷」（Caregiver Suffering）、⑥「地域コミュニティにおける緩和的ケア」（Palliative Care in the Community）の六つの項目に分けて、最初の一年に入院された八人の評価を行いました。

◆子どもを看取ったご家族の姿

「ディシジョン・メイキング」（Decision Making）に関しては、八人中五人のご家族ではしっかりと別れへの準備ができ始めていましたが、三人については、ご両親の中でも認識や意識の違いがあったり、幼いきょうだいにどう説明してよいかわからず混乱が見られたりと、いくつかの段階を経る必要がありました。こどもホスピスを選んだ時点で、治療よりは家族との時間を重視していく方向性は頭ではわかっていても、実際に子どもの病状が進んでいくことを受け入れられないのが多くの親御さんが示す反応です。そのため、親御さんの心情に合わせながら、ゆっくり関わっていく必要があります。

「コミュニケーション・スキル」（Communication Skill）については、担当医師と家族との間に限定し評価しました。五人に関してはしっかり気持ちも含めてお話しすることが可能でしたが、二人については不安が強く、泣き出されたり言葉につまったり、ただうなずくだけと、お話しするうえで配慮を必要としました。また一人については患者さんの笑顔が見られていたときはしっかりとお話ができていると感じていたのですが、意識がなくなってからはご両親の苦悩は深く、心拍数や呼吸数の変化やモニターの数値以外全く話をすることができなくなり、コミュニケーション上の著しい困難さを感じました。こういった場合には言葉によるコミュニケーションが困難だとしても、かたわらにいて、子どもの手をさすったりていねいな診察をしながら声かけをしたり、そのつらい気持ちと時間を少しでも共有するように心がけることが大切です。

「身体的・精神的症状に対する総合的症状コントロール」(Holistic Management of Symptoms)(症状マネジメント)についてですが、脳腫瘍以外の患者さんも脳に腫瘍が入り込んでいる場合がほとんどで、皆さん、嘔吐、眠気、無呼吸等のいわゆる中枢神経症状を認めることが多く、その症状コントロールに工夫が必要でした。激しい痛みに対する積極的介入を必要としたのは、網膜芽細胞腫の脊髄播種による神経障害性疼痛を認めた一人にとどまりました。脳腫瘍の全体に占める割合が大きく、脳腫瘍はそれほど強い痛みがないことも、痛みの訴えが少ない要因の一つと考えられました。

「ビリーブメント・ケア」は小児緩和ケアにおける最も大切な部分ですが、看護課長の羽鳥の項(一九七頁)で触れられているように、四十九日の後に担当看護師が入院中の楽しい想い出をまとめたアルバムを持って自宅を訪ねたり、年に一回の遺族会を開いたり、院内に亡くなった子どものメモリアルコーナーを設けたりして、死後の悲しみに対しても継続的にケアしていけるよう取り組んでいます。ただ、あるお母さんはあまりに悲しみが深く、訪問されることもつらくて受け入れられず、退院後は病院を訪問することもつらい状態で、ビリーブメント・ケアが十分にできているとは言い難い状態でした。

「スタッフの心理的負荷」(Caregiver Suffering) ですが、三人は家族といっしょに最期までやりきった感覚も得られ、スタッフもある程度の陽性感情で終えることが可能でしたが、半分以上の五人が、これで十分だったのかという疑問とともに、うつ感情や不安や虚無感にも繋がるような陰性感情が聞かれました。これに対しては、スーパーヴァイザーを交えた振り返りのケースカンファレンスを行ったり、亡くなった後も継続的にご家族をフォローし、前向きなフィードバックを確認したり、「スタッフの心理的負荷」に対する方法に関する専門家の講習会を施設として行ったりして対応していきました。

最後に「地域コミュニティにおける緩和的ケア」(Palliative Care in the Community) の項目についてですが、この点が独立型こどもホスピス病棟の最も不十分な点でした。家族が院内にて長期間を含め滞在し、濃密な時間を過ごすことには配慮されているのですが、一方で地域コミュニティと連携する仕組みに乏しく、今まで子どもと家族が人生を過ごしてきた歴史への理解と配慮が困難でした。積極的に地域コミュニティのメンバーが訪問してくださった網膜芽細胞腫の一人と、本人の意識がある時に「最後はお家に帰りたい」という希望を最重視し、無呼吸や痙攣等の問題とそれに対するご両親の不安はあるものの、地域の訪問看護ステーションと訪問診療の医師のご協力の下に在宅に帰った脳幹部グリオーマ(Glioma) の一人は地域コミュニティとの繋がりを維持できました。地域に帰った後も、当院の看護スタッフが母親や訪問看護ステーションからの問い合わせに二十四時間対応し、良い連携ができましたが、個人の努力に頼る部分も多く、今後は専門のケースワーカーや相談員等を配置し、地域コミュニティと密接に連携した、総合的な緩和ケアの構築を目指しているところです。

◆脳腫瘍の子どもたちへの医療的ケア

脳幹部グリオーマ七人、小脳＋頸髄腫瘍（gangliogiloma）一人、髄芽腫一人、AT／RT（非定型奇形腫様／ラブドイド腫瘍）一人、入院期間は三日から六か月と様々でした。いっしょに過ごされたのは両親のほかに、きょうだいがいる場合には兄弟姉妹もでした。十人中六人は、最終の長期入院の前にも、複数回の短期のレスパイト入院を体験しています。これは短期の入院を経ているうちに病状が変化してきたことと、病状の変化はそこまでなくても本人や家族がこどもホスピス病棟に慣れてきて、長期にここで過ごしたいと気持ちが変化してくることを表しています。また脳腫瘍の場合は比較的進行が緩徐なことも、在宅をベースにレスパイト入院をする機会がもてる原因の一つとなると考えられます。

十人中三人で、気管切開ならびに人工呼吸療法が実施されていました。また他の六人についても、呼吸が浅かったり、無呼吸を伴ったり、痰がからみやすいなどの理由から酸素投与が適宜必要とされていました。

十人中六人にステロイドを、十人中四人に経口の化学療法剤（テモダール）の投与を行っていました。また、痙攣発作のコントロールのため、十人中八人に何らかの抗痙攣薬の投与を行っていました。

脳腫瘍特に脳幹部グリオーマの子どもさんの利用者は今後も一定数いると予想され、さらに小児緩和ケア病棟としての取り組みの質の向上を目指しています。

こどもホスピス病棟の実際の様子

小児の緩和ケア医療、特に「エンド・オブ・ライフケア」において重要な原則は、患者中心、家族中心、そして周囲との関係性を重視するケアを行う点です。一般化された方法を適応するというよりも、患者や家族の願いや選択を優先させます。

そして、もう一点忘れてはならないのが連続性を大切にするということです。成人の場合も同様ですが、緩和医療とは実は病気の急性期の診断・治療の時点から開始されるものです。病初期から患者や家族がもつ様々な不安や訴えに対し、支持的に関わり、急性期の段階から亜急性期、そして慢性期や、「エンド・オブ・ライフケア」に至るまでをつないでいきます。

当院こどもホスピスにおいても、化学療法は従来の高次機能病院で実施しながらも、治療と治療の間の寛解期に当院を利用するパターンの小児がんの家族がおられました。寛解期には自宅に帰って家族で暮らすことを熱望しておられましたが、夜間は気管切開から人工呼吸管理を実施しなければならず、そうすることが不可能でした。病気が発症してから一年以上も父母と患児との三人で寝たことがなく、当院の個室において家族三人で久しぶりに過ごせたことを心より喜んでおられました。そして、数か月のこどもホスピスでの家族三人水入らずの生活の後、亡くなられました。先の「コミュニケーション・スキル」の項で述べましたが、病状の進行に伴い、意識低下が顕著になるなか、長い苦悩の時間もありました。しかしながら、亡くなられてから数か月後のスタッフの家庭訪問の際に、「当院はまさに〝第二のわが家〃で、家族で大切な時間を過ごせました」と述べられました。

また、小児固形がんの別のご家族は、化学療法などの積極的な治療が困難な段階から当院を利用、平日は姉の幼稚園や父親の仕事の関係で地元にいながら、週末だけを利用する形でした。永眠される前々日には、幼稚園の先生が友だちといっしょに作成した千羽鶴を持って訪れ、ひとしきり遊び、前日には、訪れた祖母とゆっくり遊び、部屋の中にあるお風呂に入浴するなど、ぎりぎりまで周囲との関係性や連続性を維持しておられました。

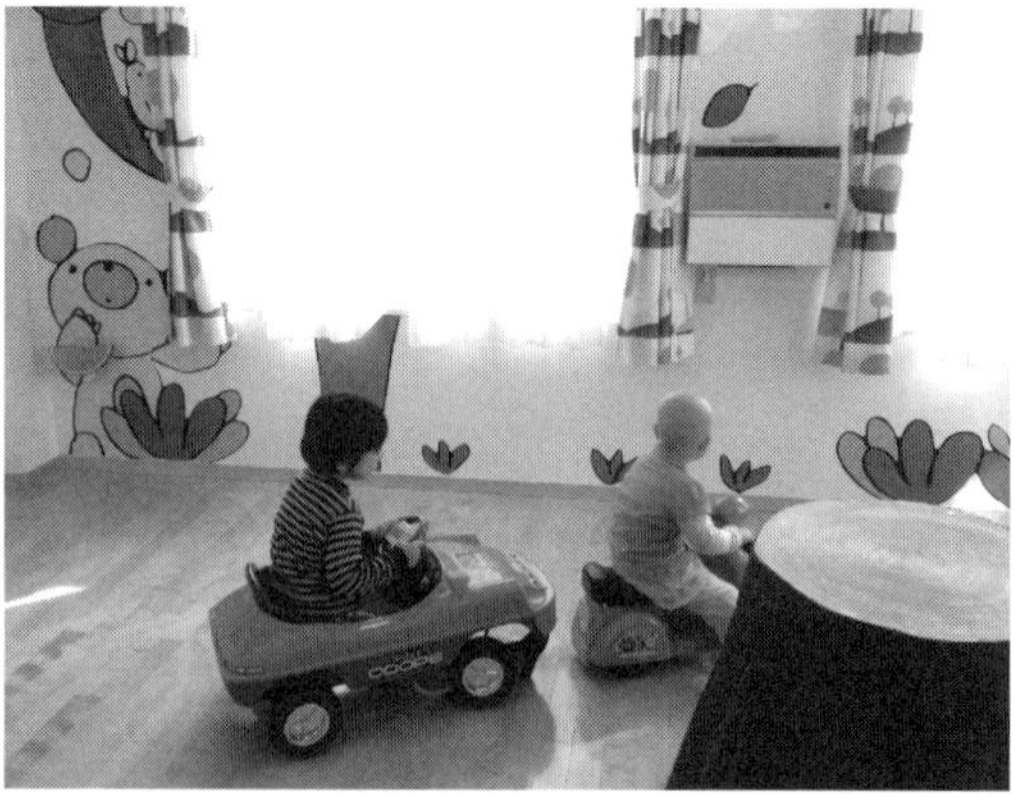

「こどもホスピスのプレイルーム『おそと』にあるミニカーは子どもたちに大人気で、ホスピスを利用し始めた元気だったころ愛用していました。きょうだいにとっても家族と過ごせて息抜きのできる貴重な場所でした。」（こどもホスピスを利用した山川涼佳ちゃん〔本書189頁〕のお母さんの声）

一般の病院においては、多くの母親は、悪性疾患をもつ子どもの傍らにいながらも、他のきょうだいたちや父親といっしょに過ごせない境遇に対し大変な苦痛を感じておられます。それが短期間であればまだしも、治癒する見込みが厳しく、治療の限られる最期の段階（End-of-Life Stage）においては、母親の苦悩は想像を超えた深さであることが知られています。そういった視座に立った場合、家族中心という原則からも、周囲との連続性を維持するという原則からも、こどもホスピスのもつ可能性は大きいと言えます。

最近では、小児がんを含む難病の急性期の治療に携わっている多くの高次医療機関が、その病棟の療養環境を改善しています。それで、最期まで高次医療機関で過ごし、適宜家庭と行き来するという「エンド・オブ・ライフケア」全体の質が向上してきており、家族の意向でそちらのほうが望ましい場合が大半です。

こどもホスピスは、そういった高次医療機関との連続性を維持するなかで、なお患者や家族にとって足りない「エンド・オブ・ライフケア」を提供できる選択肢として存在していくべきであると考えています。

これからのビジョン

小児緩和ケアという分野は今では一般的となり、病院内に小児緩和ケアチームが配置されている小児病院や大学病院も増えてきています。しかしながらその一方で、一般の病院においては、まだまだなじみが薄く、自分たちとは関係ないと考えておられる小児科医も多い現状があります。

以下に、苦難の子どもに最善の利益を与えることを目指す小児緩和ケアのいくつかの原則を挙げました（*Supportive Care of Children with Cancer*, Johns Hopkins, 2004）。

この中でも示されていますが、小児緩和ケアにおいて重要で基本的な技能は、一般小児科でも不可欠な技能です。また、包括的な小児緩和ケアのガイドラインでは、一般の小児科医が小児緩和ケアについて知ることの重要性が述べられています。そして普遍的要素として、早期から各種連携施設が患者家族を中心に連携することの重要性に言及されています。さらに、最後に文化的問題について触れられていますが、欧米とは異なる日本独自の文化と歴史的背景の中で、わが国の現状にあった小児緩和ケアの構築が必要なことがわかります。すなわち、こどもホスピスという新たな形態は、決して単独では存在し得ず、患者およびそのご家族が生きてきた地域コミュニティおよび小児悪性腫瘍をとりまく既存の施設との連携の中で、初めて最大の効果を発揮することがわかるのです。

A　**不可欠な技能**……コミュニケーション、意志決定の援助、治療や病気に由来する混乱への対処、症状コントロール、患者および家族に対する精神的支援、死にゆく患者のケア。

B　**包括的小児緩和ケアのガイドライン**

1　小児緩和およびレスパイトプログラムは普遍的に利用されうる必要がある。

2　統合的な小児緩和ケアプログラムは、病気が治癒不可能な可能性があると診断された時点から導入されることが最も効果的である。このようなケアは、予後の善し悪しに関わらず、病気の過程全体を通して継続されるべきである。

3　このようなケアを必要とする子どもが、小児緩和ケアプログラムを利用できるための方法を向上させるべきである。

4　すべての小児科医は、患児とその家族に小児緩和ケアを提供することに対して親和的で協力的である必要がある。

5　小児緩和ケアをあらゆる方面から研究することを支援すべきである。
6　ケアや決定は生命を短くすることを目的とするものではない。

C　普遍的要素

1　患児と家族の価値観に寄り添ったケア。
2　患児中心、家族中心、関係性重視のケア。
3　地域におけるかかりつけ医、訪問看護、往診、保健師などによるチームとの連携を重視すべきである。
4　子どもの発達レベルに適合したケアの調整と効果的なコミュニケーション。
5　治療過程の早期に導入されればされるほど、患児や家族の受け入れが良好となる。
6　DNR（Do Not Resuscitation　積極的な蘇生措置を行わないこと）の指示は不必要。

D　文化的問題

患者家族の文化的背景、宗教・信念、民族的背景、人種的背景、伝統などに従ってケアを提供できるよう努力します。家族には、わが子にとって〝良い死〟とはどうあるべきかといった課題と同様に、どのような最終的ケアを行うべきかを考える過程に参加してもらい、家族や子どもの選択が重視される必要があります。支援者の考えや好みによって一般化したり、型にはめこんだりすることは避けることです。

＊　＊　＊

独立型のこどもホスピス病棟は、患者や家族の小児緩和ケアに特化した空間を造り上げて提供しやすく、「エンド・オブ・ライフケア」を含めた苦難の子どもに対する小児緩和ケアを実践するにあたり、様々な可能性をもっています。しかしながら、日本においてはまだまだ認知度は低く、患者および家族をとりまく施設との連携を深める必要があります。一方で、海外のこどもホスピスはほとんどが小児のみで独立しており、私どもの施設のように成人ホスピスと同じ施設内に共存する例はきわめて珍しいようです。[7] この利点を活かして、子ども単独の施設では対応することが難しかった思春期から青年期にかけての悪性腫瘍の対応を充実させていくことや、地域での在宅医療との連携も子どもにとどまらず成人も含めて行うことなどが可能です。今後はさらにより良い日本型の新たなこどもホスピスの形を世界に逆に発信できていけたらと考えています。

運営面では公的な保険診療の枠内だけでは厳しい側面もあります。今後は海外の多くのこどもホスピスがそうであるように、こどもホスピスの働きを地域住民の方や一般社会の方と共有することにより、チャリティー活動を展開し、経営的な安定を目指していく必要もあります。

注

1　エンド・オブ・ライフケア（End-of-Life Care）
　ターミナルケアという訳が一般的。成人においては死が避けられない状態になった時のケアのあり方を指します。子どもの場合には最期の瞬間が判断しにくいこともあり、一概にターミナルケアと訳すことが適当かどうかは意見が分かれます。死を意識せざるを得ない状態における、身体的、社会的、精神的、そしてスピリチュアルなケアを含む全人的ケアをここでは指しています。

2　Behind the Big Red Door, *The Story of Helen House, Helen & Douglas House*, 2006.

3　ディシジョン・メイキング（Decision Making）
　急性期の治癒を目指している段階から、慢性期あるいは病気が進行して治癒が困難な段階に移っていくにあたり、その状態を受け入れていくこと。病気の治癒に重点を置いて毎日を過ごすのではなく、患者のＱＯＬに重点を置いて過ごすことを目的とします。現場ではギアチェンジするといった表現が使われる場合もあります。

4　コミュニケーション・スキル（Communication Skill）
　小児の緩和ケアにおいて医療スタッフに要求される最も重要な技能のひとつにコミュニケーションの能力があげられます。患者およびその家族と言葉によるコミュニケーションはもちろんですが、それ以外にも遊びや音楽や生活の介助などあらゆる場面において関わる際の能力と技能を指します。

5　身体的・精神的症状に対する総合的症状コントロール（Holistic Management of Symptoms）
　症状緩和または症状に対するトータルケア。小児がんの子どもは痛みのほかに、嘔吐、痙攣、食欲不振、不眠、下痢、全神経体感など様々な症状を訴えます。それらの症状に対し、お薬の投与や看護ケアや環境調整などを通して総合的に症状を和らげるケアを指しています。

6　ビリーブメント・ケア（Bereavement Care）
親しい人の死別後の心の悲しみに対するケアを指します。人によってその悲嘆の現れ方は様々です。場合によって死後十年以上たってから初めて大きな精神的な悲嘆が表現される場合もあります。

7　History and Epidemiology, 3-12, *Palliative Care for Children*, Oxford University Press, 2012.

小児がんの子どもへのケア

東豊中渡辺病院小児科、淀川キリスト教病院ホスピス・こどもホスピス病院非常勤医師
太田秀明

がんに罹ることは、だれにとっても不運なことです。子どもにとってもそのとおりです。だれが悪いわけでもありません。大人でもつらいがんという病気を、子どもたちは乗り越えていこうとがんばります。

子どもには、大人と違う大きな点があります。子どもはがんに罹っても、成長していくということです。身体的にも精神的にも社会的にも成長していきます。このことを忘れてはいけません。

そして、大人と同じように、どんな子どもにも個々の人格があります。誠意をもって、正直に接していかなければならないと思います。たとえ、がんに罹っている子どもであったとしても。いや、がんに罹っている子どもであるからこそ、なおさらそうだと思います。

小児がんについて

小児がんとは文字どおり、子どもに発生するがんです。がんは悪性腫瘍とも呼ばれ、細胞が悪性化して無制限に増え続ける病気です。がんは基本的には大人の病気で、実際、大人の半分近くががんを患い、三人に一人はがんで亡くなります。しかし、子どもにも数は少ないながら、がんは発生します。年間に子ども一万人に一人の割合で発生すると言われています。

がんの発生には、細胞の中にあるＤＮＡと呼ばれる遺伝子にキズがつくことが関わっています。年齢を重ねると、がんが多くなりますが、これは細胞が老化して、遺伝子にキズがつきやすくなるからです。しかし、若い年齢で発生する小児がんでは、ほとんどの場合、遺伝子にキズをつける原因が全く不明です。

大人のがんと小児がんには違いがあります。まず、がんの種類が大きく異なります。大人によく見られるのは、癌腫と言って、消化管や肺も含め外界と接するところから発生するがん、つまり、皮膚がん、胃がん、大腸がん、肺がんなどです。一方、子どもに多く発生するのは、体の奥深いところから発生する肉腫と呼ばれるもので、たとえば、白血病・悪性リンパ腫（血液のがん）、横紋筋肉腫（全身のどこにでも発生しうる筋肉のがん）、神経芽腫（副腎や交感神経から起こるがん）などがそれにあたります。

もう一つの違いは、治療への反応性です。大人のがん（癌腫）は早期がんのうちに取りきればよく治りますが、抗がん剤による治療（化学療法）や放射線治療がよく効かないこともあります。一方、小児のがん（肉腫）は、発見時に病気が進んでいても、化学療法や放射線治療がよく効きます。現在では小児がんの七〜八割は治ります。しかし逆に、二〜三割の子どもたちは助からないというつらい現実があるのも事実です。実際に、乳児期を過ぎると、病気の中で小児がんは死因の第一位です。

発病のころ

小児がんという病気は、それまで普通の生活をしていた子どもやその家族に突如として降りかかってきます。かかっていたお医者さんから「大きな病院に行って、詳しく調べてもらってください」と言われ、検査の結果、想像もしていなかった、全く知識のない小児がんの病名を告げられて、ご両親は計り知れない衝撃を受けます。何より子ども本人も入院を余儀なくされ、見知らぬ人たちに囲まれ、無機質な病室やベッドの環境に大きな戸惑いを感じることでしょう。

病気に伴う身体的、心理的、社会的な痛みを取り除く緩和ケアの必要性が認識され、最近では発病の時点からその実施が求められています。

患児本人への病気の説明を、年齢に応じたわかりやすい言葉でしっかりしていくことが重要です。詳しい説明はあとでするにしても、その場しのぎにごまかしたり、うそをついたりすることは決してよくありません。子どもの人格を尊重し、子どもの気持ちを汲み取りながら説明していくことが必要です。きちんとした説明や納得した理解がないと、痛みや吐き気を伴ったつらい治療や、髪の毛が抜けたり体型が変わったりといった副作用にも耐えることができないでしょう。

採血や骨髄、髄液の検査、ＣＴやＭＲＩなどの画像検査も、不安や恐怖でいっぱいのはずです。検査の必要性や具体的な方法を説明して、不安を取り除いてあげる必要があるのです。痛みを伴う検査や処置では、可能な限り痛みを抑えたり、眠らせたりする方法をとるべきです。

入院中の治療について

小児がんの子どもたちの多くが入院で治療を受け、その期間は数か月から半年に及びます。長くなると、一年を超えることもまれではありません。

治療をしていくにあたって、太い血管へ点滴のための管を入れることがほとんどです。管の挿入は、多くの場合、手術室で全身麻酔をかけて行います。管は胸の上あたりの皮膚からぶらさがる状態となり、手や腕が点滴に繋がれる不自由から解放されます。点滴漏れもありません。抗がん剤の投与や、輸液、輸血をしたり、栄養（高カロリー輸液）を入れたりすることができ、採血に使うことも可能です。長期間使うことができますが、時に感染を起こして、抜かざるを得なくなる場合もあります。

治療は、病気によって違いがありますが、基本的には化学療法、放射線治療、手術による治療を組み合わせて行われます。白血病の場合には手術は不要です。また、白血病が難治性と判断された場合は、造血幹細胞移植（骨髄移植や臍帯血移植）を受けることが多く、他人から造血幹細胞の提供を受けます（同種移植）。固形のがんの場合は、大量の抗がん剤の投与後に、副作用として出る造血機能を救済するために、あらかじめ採取しておいた自分の造血幹細胞（末梢血から取ることが多いのですが、時に骨髄から採取することもあります）を移植します（自家移植）。

いずれの治療もしばしば副作用が出ますが、できるだけ少なくするよう工夫がなされています。化学療法や造血幹細胞移植の重大な副作用の一つは、感染症に対する抵抗力が下がり重症の感染症になりやすいことです。体を清潔に保ったり、うがい・手洗いをしっかりすることが大事です。食べ物にも注意が必要です。また、家族、きょうだいへの予防接種も大切です。周りから患児自身へ感染症をうつさないようにすることが重要です。

就学している場合は、学校のことを考えないといけません。幸い、小児がんの治療を行う多くの病院には院内学級があります。ない場合でも訪問教育を利用できることがあります。現行の制度では、元の学校（前籍校）から院内学級などへ転校（転籍）しなければならず、前籍校から籍を抜くことに抵抗感が生じることがよくあります。退院後の復学がスムーズにいくように、入院中から前籍校とよく連絡を取り合っていくことは大事です。前籍校との連携がうまくいかない場合は、院内学級の教諭ともよく相談してみることです。クラスメイトへの説明や交流をどのようにしていくかについても、患児本人の気持ちも確かめながら、関係者がよく相談することが必要でしょう。

実際の退院後の復学時には、十分な準備と配慮が大切です。患児の体型や容姿の変化、体力が十分でないことについての配慮が求められます。また、病気のことについて教諭から説明してもらうのが良いのか、その場合はどのように説明してもらうのか、病気のことについて聞かれた時どう答えるかなども、あらかじめ準備をしておくことが必要です。

根治が難しくなる場合

小児がんの治療の目標はもちろん体内のがん細胞をゼロにすることですが、ゼロになったかどうかはどんな検査方法をもってしてもわかりません。ですから、いろいろな検査をしてもがんが見つからない状態（これを寛解といいます）が続くことが治癒へと繋がります。

小児がんの治療で最初に目指すのは、この寛解の状態にすることです。しかし、どうしても寛解に入らない場合も時にあります。この場合には治癒が望めなくなります。がん細胞の増殖が速い悪性度の高いものでは、この状態になると数か月以内にいのちを落としますが、増殖がゆっくりのものでは数年の経過を取ることもあります。

寛解に入った後に、病気が再燃してくることがあります。これを再発といいます。再び治療をして再度寛解の状態にする努力をしますが、最初の時と違って、治療がうまくいかず、治すのが難しくなることもあります。しかし、特に白血病の場合は、造血幹細胞移植がうまくいくこともあります。

病気が寛解に入らず治癒が望めない状況となった時に、どのように対処していくかはたいへん難しい問題です。この状況では、大きく二つの方法があります。

一つは、実験的な治療に望みをつないで試してみる方法です。小児がんの種類によっては、新しい薬剤が使用できるかもしれません。しかし、投与の対象となる患者さんが、病状によって制限されていて使うことができなかったり、実際の投与まで時間がかかったりすることもあります。また、副作用が出

郵便はがき

恐縮ですが
切手を
おはりください

164-0001

東京都中野区中野 2-1-5

いのちのことば社

出版事業部行

ホームページアドレス　http://www.wlpm.or.jp/

お名前	フリガナ	性別	年齢	ご職業
		男・女		
ご住所	〒	Tel.　（　　　）		

所属(教団)教会名

牧師　伝道師　役員
神学生　CS教師　信徒　求道中
その他
該当の欄を○で囲んで下さい。

アドレスをご登録下さい!

携帯電話 e-mail:

パソコン e-mail:

新刊・近刊予定、編集こぼれ話、担当者ひとりごとなど、耳より情報を随時メールマガジンでお送りいたします。お楽しみに!

ご記入いただきました情報は、貴重なご意見として、主に今後の出版計画の参考にさせていただきます。その他、「いのちのことば社個人情報保護方針（http://www.wlpm.or.jp/info/privacy/）」に基づく範囲内で、各案内の発送などに利用させていただくことがあります。

いのちのことば社＊愛読者カード

本書をお買い上げいただき、ありがとうございました。
今後の出版企画の参考にさせていただきますので、
お手数ですが、ご記入の上、ご投函をお願いいたします。

書名	

お買い上げの書店名

町
市　　　　　　　　　　書店

この本を何でお知りになりましたか。

1. 広告　いのちのことば、百万人の福音、クリスチャン新聞、成長、マナ、
信徒の友、キリスト新聞、その他（　　　　　　　　）
2. 書店で見て　3. 小社ホームページを見て　4. 図書目録、パンフレットを見て
5. 人にすすめられて　6. 書評を見て（　　　　　　　　）
7. プレゼントされた　8. その他（　　　　　　　　）

この本についてのご感想。今後の小社出版物についてのご希望。

◆小社ホームページ、各種広告媒体などでご意見を匿名にて掲載させていただく場合がございます。

◆愛読者カードをお送り下さったことは（　ある　初めて　）
ご協力を感謝いたします。

ないかどうかといった安全性を確かめることが目的の試験段階で、効果が実際にあるかどうかがまだよくわかっていないものもありますので、注意が必要です。臨床試験や治験も含めてセカンドオピニオンを他院の専門医に聞きに行くことも判断の助けになると思います。

そしてもう一つは、死を避けられない現実として受け入れ、残された時間を有意義に過ごすために、つらい症状を緩和させて、心理的なサポートを中心としたケアを行うものです。

こうしたことを本人、ご家族、医療者の間でよく話し合って決めていかなければなりません。ここでも可能であれば本人にも誠実に真実を伝え、本人の希望をできるだけ聞きながら話し合っていければよいと思います。本人への心理的サポートがとても重要です。臨床心理士など、医療者や両親ではない職種の人で、早くから信頼関係のある人の関わりも大切だと思います。共感的態度をもって、本人の思いを汲み取り、不安を解消し、気持ちに寄り添っていくことができれば非常によいと思います。

終末期ケア

根治的な治療ではなく緩和ケアを選択した場合、病気や治療経過によっては、緩やかな抗がん剤治療や放射線治療が有効なこともあります。つらい身体的な症状を緩和するものであれば、検討されるべきです。痛みが出ている場合は、モルヒネをはじめとする麻薬性鎮痛薬を使って、しっかり痛みを抑える必要があります。麻薬性鎮痛薬は正しく使えばとても有効で、決して怖い薬ではありません。骨髄機能が弱っていて、赤血球や血小板の輸血が継続して必要な場合もあるでしょう。

どこで終末期ケアを受けるかも、皆で相談して決めていきましょう。現状では、病状が落ち着いていれば、外来通院しながら自宅で過ごし、病状が悪化した場合には病院へ入院することが普通だと思います。数は少ないながらホスピスで終末期のケアを受けることも可能です。

ここでも、ご両親が了解されるなら、迫りくる死について子どもと話をすることを考えてよいと思います。二〇〇五年にスウェーデンから報告された論文では、子どもと死について話をした百四十七人の親は、だれもそのことを後悔していないとしています。逆に、話をしなかった二百五十八人中六十九人（二七％）は、話さなかったことを後悔していると報告しています。背景にある文化や、家庭環境、性格などを考慮しないといけませんが、これは参考になると思います。

がんの子どもたちは、親が悪い事実を話したくないのを知っているため、自分から親に話をしないこともあります。それが、沈黙の負の連鎖に繋がっていきます。身体的にも精神的にもつらい状況で、自分の不安な気持ちを表出できないなか、家族のことを思いやっているのです。

また、二〇〇四年に報告された論文では、十歳から二十歳の小児がんの患者二十人を調べてみると、ほとんどの患者が終末期での意思決定にあたって、自分ではなく他の人のことを考えたと報告しています。人の役に立ちたいという利他的な観点から、自分自身で臨床試験に参加することを決めているのです。

治癒の望みはないとしても、実現可能な望みをかなえてあげることはできます。それは、当たり前の日常生活への復帰であったり、学校に行くことであったり、友だちに会ったり、趣味をすることであったり、旅行に行ったり、家族といっしょにいたりすることかもしれません。思い出作りをしたり、贈り物や自分の持ち物を配ったり、さよならを言ったりすることもできるでしょう。

病状が重くなっても、環境が整えば、在宅で最期を迎えることも可能です。子どもの看取りをしてくださる在宅医も昨今増えています。訪問看護師による看護ケアを受けることも可能です。関係者に十分相談されるとよいでしょう。

ただ、在宅でのケアがご家族にとって精神的にも身体的にも非常に負担となり、子ども本人にとってもつらいと感じることがあるかもしれません。ホスピスでの看取りのほうが、思い出作り（遊びやお出かけなど）が存分にできたり、ご家族の負担を減らすことができたりして、より良いケアに繋がることもあります。病院にしろ、在宅にしろ、ホスピスにしろ、いずれも一長一短がありますから、本人やご家族にとってその時点その時点で一番良いケアの場所を検討されればよいと思います。

家族のケア、グリーフケア

がんの子ども本人だけでなく、両親へのサポートも必要です。病気についての十分な情報提供はもちろんのこと、きょうだいを含めた家族の日常生活についての支援も欠かせません。特に母親は、子どもにとってかけがえのない存在であることが多く、闘病中は病院で子どものそばに付ききっきりになることがほとんどです。身体的にも精神的にも疲れきってしまいますから、母親に対する十分な配慮や支援が必要です。

父親は仕事を続けなければならず、子どものケアに積極的に関わることが難しいことが多く、母親不在の家庭を守ることにも戸惑いや難しさを感じたり、母親との間に溝ができたりすることもあるかもしれません。父親にも配慮や支援が必要です。

患児のきょうだいも大きな影響を受けます。患児が病気になったことを自分のせいだと思うこともあります。その子の年齢や理解の程度に応じて、患児の病気のこともごまかさずに説明するほうがよいと思います。患児の入院生活の間、母親との隔絶が心の大きな問題を生むことが多くあります。十分な認識と配慮が必要でしょう。

患児が亡くなった時は、その後の両親や家族へのグリーフケアがとても大切です。現状ではそれが十分にできていない病院が多いと思います。闘病時の仲間とともに、思い出を話すことが気持ちの整理に役立つことも少なくないでしょう。情緒不安定が強い場合は、専門家やがんの子どもを守る会などへ相談されるとよいでしょう。

今後の課題

最後に、心のケアについての今後の課題をいくつか挙げてみます。

患児本人への告知はいまだに難しい問題で、特に予後や死についての話は今後の大きな課題だと思います。幼い子どもの場合や、病気の過程で判断力が落ちたり意識がなくなったりした場合に、子どもの人権や人格をどうとらえて方針決定をしていくかについても、頭を悩ませる問題です。また、患児の意思決定者である親がその意思決定において強いストレスを感じることもあり、配慮が必要です。

方針決定の際に、両親間で意見が割れることも時として見受けられます。両親と子どもの間で意見が食い違うことも出てくるかもしれません。いずれも、皆で十分に相談することが必要になってくるでしょう。

最後に、思春期の子どもたちへの心のケアをどうしていくか、このこともこれからの大きな課題です。院内学級に高校がないことも問題です。

＊　＊　＊

小児がんは治る病気になってきましたが、治らずにいのちを落とすこともあるという現実があります。ですから余計に、治ることを信じて親子でがんばってきたにもかかわらず、治らないことがはっきりしてきた時の落胆は測り知れないものがあると思います。しかし、それでも希望を持って、より良く生きて、より良く最期を迎えることができればと願います。病気を持った子どものほうが、周りの大人よりもずっと純粋な心で、生死を感じているのではないかと思います。

ヘレンハウスを訪ねて

淀川キリスト教病院ホスピス・こどもホスピス病院看護部長　長尾真由美

世界で初めてのこどもホスピス「ヘレンハウス」の発祥は、一九八二年イギリスのオックスフォードです。修道女でもあり小児看護師でもあるシスター・フランシス・ドミニカが、難病の子どもやがんの子どもを抱えている親御さんの負担が大きいのを見かねてお預かりすることから始まりました。

そして、淀川キリスト教病院のこどもホスピスは、シスター・フランシスが二〇〇九年に日本で講演をされた際に当院を訪ね、「ぜひ日本にもこどもホスピスを創ってほしい」と懇願され、その熱意に動かされ、二〇一二年十一月に日本初（アジア初）のこどもホスピスとして開設しました。

私は、おとなとこどもホスピスも含めたホスピス・こどもホスピス病院の看護部の責任者として準備をするなかで、おとなのホスピスは何となくイメージがつくのに比べ、こどもホスピスはなかなかイメージがつかめず、ぜひ見てきたいという思いに駆られ、こどもホスピスの責任者と主任、英国カーディフのこどもホスピスに関わっている日本人医師とともに二〇一二年九月十九日に見学に行く機会を与えられました。

ヘレンハウスを訪問して、とても大事なお客様として手厚く対応していただき、その対応にまず感動しました。世界中から見学者が絶えないにもかかわらず、私たちのために日本人の通訳をつけ、一日の研修プログラムが組まれていました。

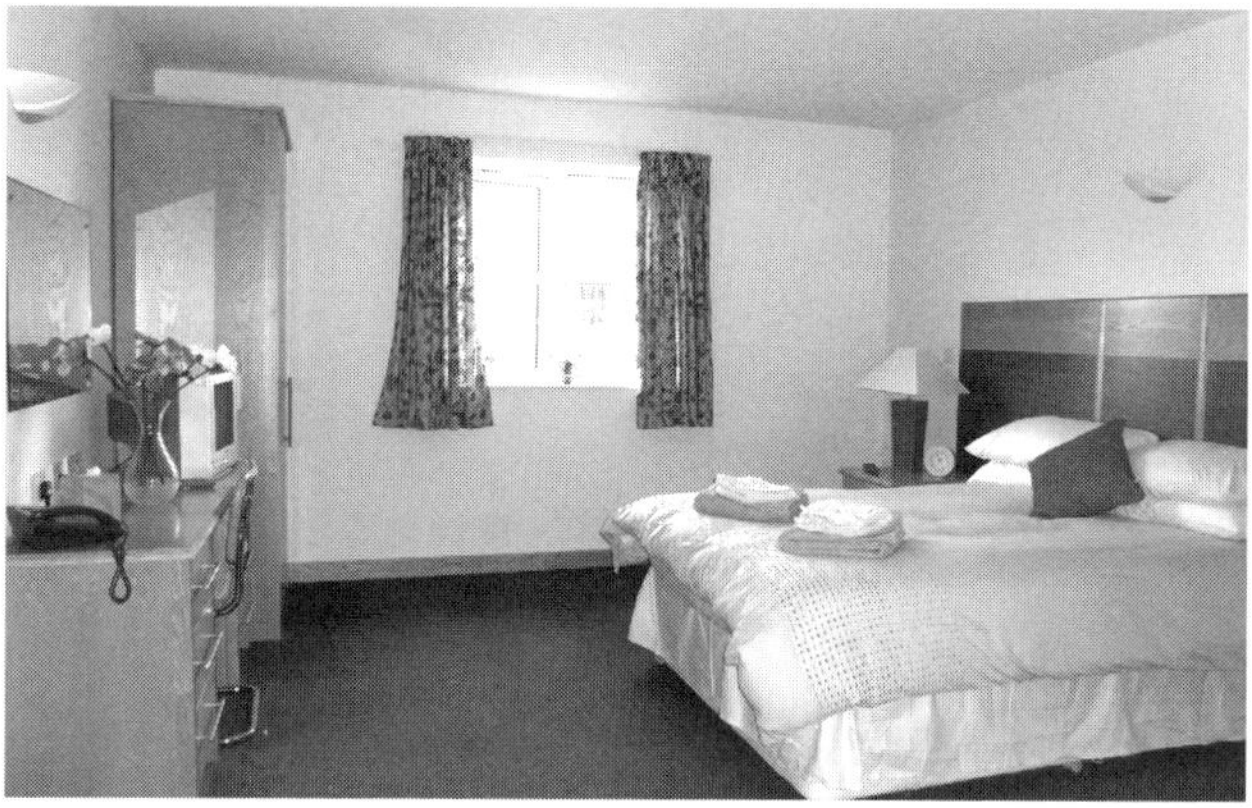

子どもと親がいっしょに寝ることができる部屋

ゼネラルマネージャーのトム・ビル氏やシスター・フランシス、英国慈善団体MOMIJIの代表で日本へのこどもホスピス設立に尽力しておられる喜谷昌代氏も同席して、私たちを迎えてくださり、日本にこどもホスピスを創ってほしいという熱い思いとともに、皆さんの温かさが伝わってきました。

ヘレンハウスはオックスフォードの駅からさほど遠くない街中にあり、お部屋は八室（全室個室）で、それぞれの部屋が一様ではなく、楽しく明るい雰囲気に飾り付けがなされ、キャラクターが置いてある部屋もありました。そして広い庭といろいろなお部屋（音楽療法、スヌーズレン、おもちゃ部屋など）がありました。

また霊安室の前には、これまで亡くなった子どもたちの生きた証が刻まれたノートが置いてあり、いつでも両親はここに会いに来ることができるようになっています。霊安室では何日でも心ゆくまでお別れができるよう、そこだけは冷房が強くできるようになっていました。そして日本では考えられないくらい多くのボランティア（直接ケア担当、アンテナショップ担当、寄付担当など）が、それぞれの賜物を活かして活躍していました。

訪問の一日を通して、ヘレンハウスは本当に最後まで子どもの可能性を信じて、生きるのを支える場所であると実感し、また「あなたは今ここにいていい」、「あなたはとっても大事なお客様」というメッセージを体感できたことが私にとっては何よりの収穫でした。当院でも来院してくださる方すべてにどうしたらそのような思いを体感していただけるか、大きな課題ですが、「あなたは高価で尊い」と言ってくださっている神さまからの愛をいただきながら皆と祈りつつ進めていきたいと思っております。

「わたしの目には、あなたは高価で尊い。
わたしはあなたを愛している。」　（旧約聖書、イザヤ書四三章四節）

英国から世界に広がったこどもホスピスの歴史に学ぶ

英国小児緩和ケア専門医、サウスウェストこどもホスピス医長　馬場　恵

「ホスピス」と聞いて、皆さんは何を想像されるでしょうか。「ホスピス」や「緩和ケア」という言葉が定着しつつある日本ですが、「末期がん患者が最後の日々を送る施設」、「医学的に手の施しようがなくなったときに、患者が搬送される最後の病棟や病院」、「静かに死を待つ所」等と、まず考える人が、日本のみならず、ホスピス発祥の地と言われる英国にもいまだに数多くいることは事実です。確かに、歴史的にそういった施設としてホスピスが大きく活用されたこともありました。しかし英国のシシリー・ソンダース医師が近代ホスピス運動の先駆者として、セント・クリストファー・ホスピスを設立した一九六七年以来、ホスピスは進化を続けて今日に至っています。

歴史上の移り変わりの中にあっても変わることのないホスピスの概念、それは、ひとりの人をありのままの姿で受け入れ、敬い、愛して、人生の旅路を寄り添い、歩むこと。ホスピスはもともと、中世ヨーロッパでキリスト教会が旅人をもてなしたり、病人を看病したり、亡くなっていく貧しい人々を介護

したり、看取ったりすることから始まりました。それが、先の近代ホスピス運動によって、緩和ケアの医療を中心とした施設の形をとるようになり、今日に至っています。その中で、こどもホスピスがどのように英国に誕生し成長してきたかをご紹介し、こどもホスピスとは何か、子どものための緩和ケアとは何かを見ていきたいと思います。

こどもホスピスの誕生と成長

英国に世界初のこどもホスピスがどのように誕生したかは、シスター・フランシス・ドミニカが説明くださっているとおりです。成人対象のホスピス、セント・クリストファー・ホスピスがロンドンに設立されて、十五年も後の一九八二年のことです。公衆衛生や医療技術、福祉や経済の発展とともに、子どもの死亡率が激減していった近代の先進国社会では、「子どもの死は医療の敗北」と考えらるようになりました。これがこのこどもホスピス誕生の遅れにも影響したと考えられます。[1]

治らないがんを持つ子どもをお世話することから始まったこどもホスピスですが、大人のホスピスが多く診るようながんが子どもには少ないこと、そして、「小児がん」と呼ばれているもの自体が多くなく、その死亡率も医療の進歩とともに減っている現状がありました。しかしその一方で、医療が進歩したことによって、今まで生きることのできなかった超未熟児や、先天性の病気を持つ子ども、重度の障がいを持った子どもたちが、限りあるいのちを持ちつつも、生き続けることが増えてきました。こういった状況の中で、こどもホスピスが対象とする疾患や、その務める役割が、ニーズに合わせて変わっていき、成人のホスピスとは特徴の異なるものとして成長を始めました。このこどもホスピスと成人のホスピスとの違いは、後に改めて見てみたいと思います。

英国、そして世界初のこどもホスピス、ヘレンハウスがオックスフォードに開設されて以来三十三年、今では四十九ものこどもホスピスが英国各地に開設されています。こどもホスピスの利用はすべて無料。国の調査[2]で五万人ほどいると推測された「いのちに限りのある子どもたち」、そしてその家族を支えています。

こどもホスピスの成長を支えてきたものの中には、Children's Hospice UK（英国子どものホスピス協会）、ＡＣＴ（小児緩和ケア協会）をはじめ、大小様々な無数の慈善団体の力があります。すべての英国こどもホスピスは慈善運営です。政府からの助成金は平均五パーセント程度。このような慈善団体が、国民と政府に対してこどもホスピスや緩和ケアに関する認識向上に努め、ホスピス運営のための資金調達を活発に行ってきました。

小児緩和ケア協会ＡＣＴ（近年、英国子どものホスピス協会Children's Hospice UKと合併して、Together for short livesに改名）は、資金調達のみならず、「こどもホスピス」や「小児緩和ケア」を定義し、「小児緩和ケアサービスの発展に向けての方針」を打ち出して、政府の政策や方針に働きかけたり、小児緩和ケアに関与する様々な職種の人材の養成、緩和ケアを必要とする子どもを抱える家族の支援をしたりと、幅広く活動しています。国もこういった、こどもホスピスやその利用者の声を代表する慈善団体、小児緩和ケアに関与する医師や看護師団体の働きかけに応じて、緩和ケアを必要とする子どもたちの数、各地域のサービス提供の現状とニーズを全国的に把握する調査を二〇〇七年に行い、[2]二〇〇九年には小児緩和ケアに対して三千万ポンド（五十億円）の予算の提供を決定するにまで至りました。

こどもホスピスは、レスパイトケア（介護者に休息を与えるケア）を提供する施設に始まり、介護者家族に寄り添って支えるという概念を保ちつつ、症状の緩和、遊びや社会活動提供の場、理学療法、音楽療法、アロマセラピー等の様々なセラピーを提供する場、きょうだいたちのための活動やイベントの提供、カウンセリング、看取り、グリーフケア……と、その機能は多様化してきました。難病を持つ子どもとその家族がありのままの姿で受け入れられ、本来あるべき家族の姿でいられる数少ない（あるいは唯一の）場所として、こどもホスピスが活用されることは今も昔も変わりません。[3]

ホスピスが「施設」という考えから、緩和ケアの提供者という「概念」に移り変わると同時に、その活動も家庭や病院にも広がっていきました。地元の家庭医や、小児科医、いまだ数の少ない小児緩和ケア専門医との連携、地域医療の小児看護師や、小児緩和の特別訓練を受けた看護師のチーム、そのほか、保健、福祉、教育に関する様々な職種の人々との連携を深め、ホスピスは、いのちに限りのある子どもの人生を、全人的なサポートによって、より輝かせていく「小児緩和ケア」の提供者の一人として、大きな役割を果たしているのです。

英国で誕生し、今も成長を続けるこどもホスピスですが、世界各地にも広がっていきました。そのことに関しては、もう少し後で触れることにして、次に子どものための緩和ケアについて、さらに深く考えたいと思います。

図1　ACT／RCPCH　生命を制限もしくは脅かす疾患の分類[4]

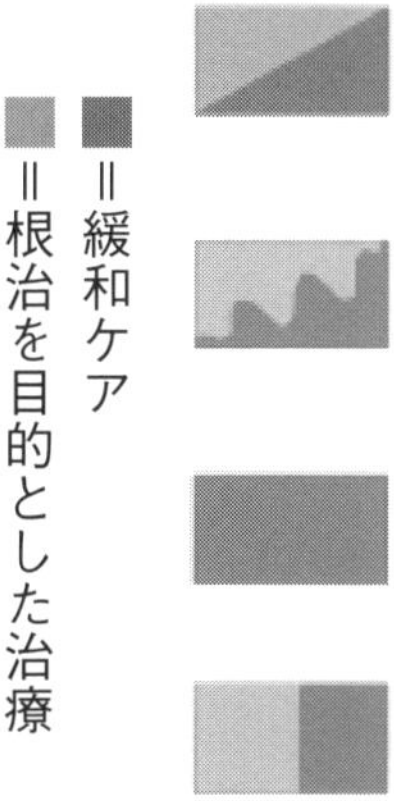

1群	根治を目的とした治療があるが、死亡の可能性がある疾患（癌、先天性疾患等による臓器不全）
2群	ある期間集中治療によって普通の生活が可能（デュシェンヌ筋ジストロフィー、HIV/AIDS）
3群	進行、悪化をたどるのみで、治療法がない疾患（ムコ多糖症、バッテン病）
4群	不可逆的だが進行性のない疾患（重度脳性麻痺）

子どものための緩和ケア

小児緩和ケアの定義は、英国小児科学会と英国小児緩和ケア協会による定義を筆頭に、世界国際保健機関（WHO）や、米国小児科学会ほか、代表的な団体によって掲げられてきました。これらに共通して見られる点は、小児緩和ケアは、①いのちに限りのある子どもたちとその家族のため、②生活の質（QOL）の向上を目的とした、③積極的かつ包括的ケア、であるということです。「いのちに限りのある子どもたち」とは、重篤な病気や身体的障がいのため、成人に達するまでに死を迎えることの予測される子どもたちです。「生命を制限する病気」（Life-limiting conditions）や「生命を脅かす病気」（Life-threatening illness）という表現がよく用いられますが、これらの病気が実際にどういったものを指すのかは、英国小児緩和ケア協会の提案した、疾患の四分類[4]（図1）や、ヘインらの「生命を制限もしくは脅かす疾患辞典」[5]などによって、明確に示す試みがなされてきました。医療においては、病気の根治を目指す医療から、ＱＯＬの向上を目指す医療に焦点を変えることで、「ダメもと」で苦しいだけの治療から、症状緩和を通してその子どものいのちを最大限に引き出し、また人生の良い最後を迎えるための「臨死期のケア」に、最新の医学知識や医療技術を用いていく医療へと変わっていきます。つまり、小児緩和ケアの医療とは、「終末期医療」という期間限定のものでも、「あきらめの医療」という消極的なものではなく、目的と希望をもって行われる積極的な働きなのです。

　緩和ケアの定義にある「包括的なケア」または「全人的ケア」の中で、医療が果たす役割はほんの一部です。一人の子どもを身体的、精神的、社会的、そしてスピリチュアルな面から支えるために、医療者のほか、親、家族も含め、他職種の人々から成るチームワークによる働きが、子どものための緩和ケアです。前にも述べたように、こどもホスピスもそのチームの一員なのです。

　この世に生まれてくる子どもたちはみな、尊いいのちを持っています。そして、この世に生きる人間はだれでも、遅かれ早かれ死を迎えます。小児緩和ケアは、このことをよく理解し、それとまっすぐに向き合うことを基本とします。

こどもホスピスと大人ホスピスとの違い

　成人のホスピスがどういったものであるのか、個人的な経験や、書物、映画やテレビドラマなどを通して、ご存じの方が多くおられるかと思います。こどもホスピスというと、その子ども版と思われがちですが、すでに述べたように、ここを利用する子どもたちや、ホスピスの果たす多様な働きを考えると、大人のホスピスとはかなり違ったものであることがおわかりになると思います。そこで、こどもホスピスと成人のホスピスの実際の違いを表にまとめました（表1）。また、私の勧めるこどもホスピスの様子を写した写真からも、その雰囲気が読者の皆さんに伝わればと願っています。こどもホスピスは、その子らしく「生きること」に焦点を当てて、子どもとその家族をサポートします。

表1

こどもホスピス	成人のホスピス
＊いのちに限りのある子どもたちに、ホスピスの施設、もしくは自宅で、レスパイト、緊急時ケア、看取りのケアを提供。ケアは数年にわたって行われることが多い。 ＊多職種の人材によって成るチームが、子どもとその家族全体をサポート。 ＊ホスピス施設でのレスパイトは、家族全員での宿泊が可能で、きょうだいたちのための活動プログラムや親たちの休息、交流の場として用いられる。 ＊レスパイトや看取りのケアのための宿泊のほか、デイサービスや訪問看護、キーワーカー（ケアマネージャー）による家庭訪問、電話でのアドバイス、グリーフケアなど、多様なサービスを提供。 ＊看護師主体の運営で、常駐の医師のいない施設が多い。	＊おもに末期がんの患者を含んだ余命6か月未満とされる成人を、症状の緩和、看取りのケアを目的として行われるケア。主にホスピス施設で行われるが、在宅看護を提供するホスピスもある。 ＊レスパイトを行っているホスピスもあるが、こどもホスピスと比べるとその数は圧倒的に少ない。 ＊こどもホスピスのほとんどの患者が退院する（入退院を繰り返す）のに対して、成人のホスピスは、帰宅する患者は50％ほど。 ＊緩和医療専門医と看護師のチームによる医療。理学療法士、作業療法士、ソーシャルワーカー、チャプレンもチーム の一員。

世界のこどもホスピス

英国には、世界中のこどもホスピスを合わせたよりも多くのこどもホスピスがあるとも言われています。[6]こどもホスピスが時代の流れとともに進化していくなかで、「施設」からホスピスケアという「概念」へと発展したこと、また、それぞれの国の医療システムや、社会福祉の構造、文化の違いなどに合わせて、英国こどもホスピスのモデルが取り込まれていったことが、この施設数の違いに反映されているのかもしれません。米国やオーストラリアでは、「ホスピスケア」と呼んで、いのちに限りのある子どもたちのサポートが病院や自宅で活発に行われているようです。日本でも、小児緩和ケアチームが病院内や地域に以前から芽生えてきていますが、こどもホスピスと呼ばれる施設はまだ、一つ開設されたばかりです。

小児緩和ケアの発展度合いの世界的調査が、ナップらによって二〇一一年に行われました。[7]その分布図を見ると、まだまだ、こどもホスピスも含めて、子どものための緩和ケアの提供にばらつきがあることがわかります。二〇〇五年に組織された国際小児緩和ケアネットワーク（ＩＣＰＣＮ）は、緩和ケアを必要とする子どもたちが世界中どこでも適切な緩和ケアを受けられるよう、各国の小児緩和ケア関係者と力を合わせて、普及活動に取り組んでいます。年々加盟国も増え、国際大会や、ネット上でのフォーラム、小児緩和ケアに関する各国のニュース[8]等情報交換を通して、国々の結びつきや学術レベルの向上が図られています。

こどもホスピスのこれから

こどもホスピスは一九八二年に英国のオックスフォードに誕生して以来、発展を続け、海外にも広がっていきました。こどもホスピスを「施設」として考えることから、子どもとその家族のニーズに合わせて提供するケアのサービスとして考えるようになりつつある今、緩和ケアの中で果たすこどもホスピスの役割を考え直す時が来ています。

主に特別レスパイト施設として活用されてきた英国のこどもホスピスは、高度な医療技術や看護を必要とする子どもたちの受け入れが増え、小児緩和医療の専門性が学術的にも医療システム内でも確立されてきているなかで、施設としての役割が変化していくことが予測されます。地域の病院や学校、地方自治体との連携もさらに深めていく必要があり、慈善運営だけに頼ることも難しくなると考えられます。様々な変化が予測されるなか、こどもホスピス本来の役割である「その子をありのままの姿で受け入れ、家族みんなで憩い、

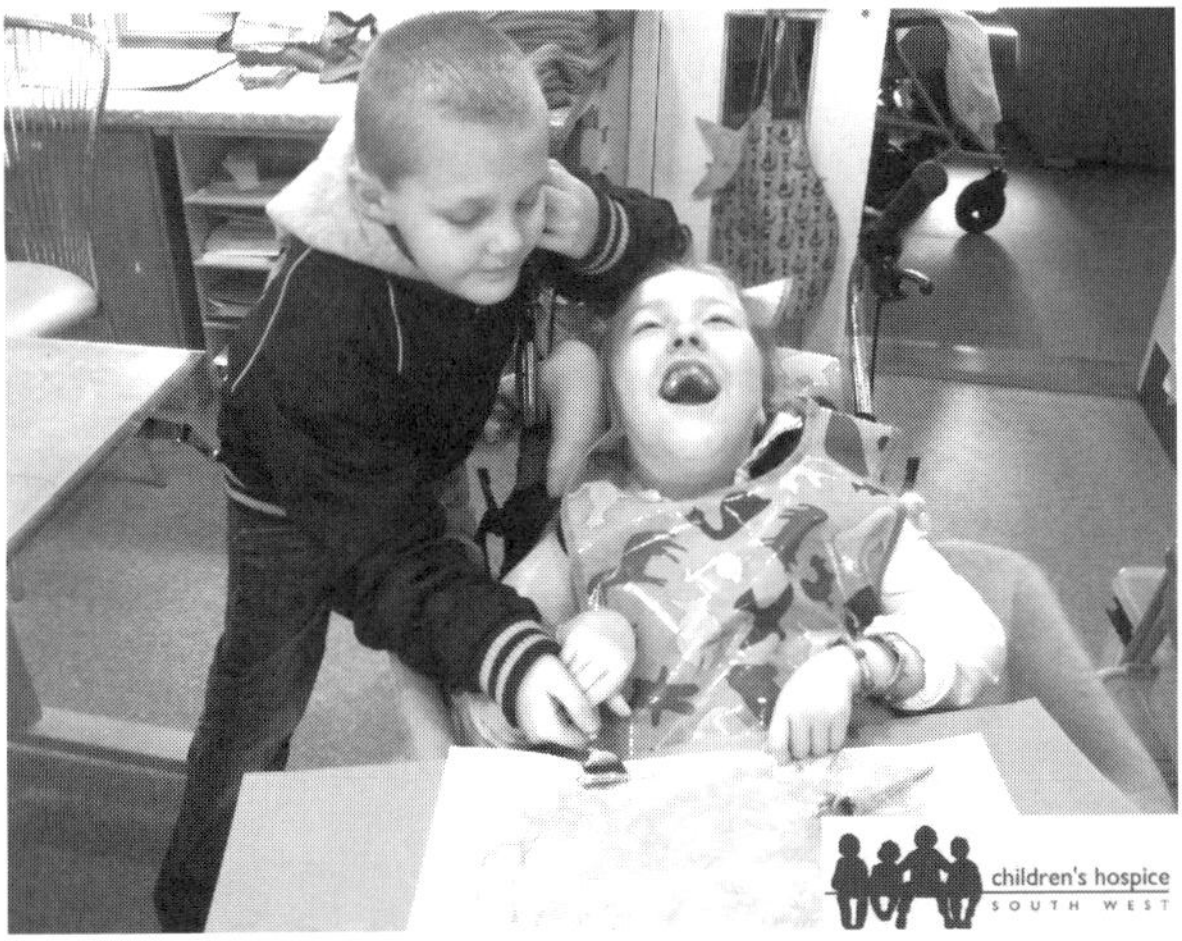

「お兄ちゃんと合作。お母さんにプレゼントするんだ。」
（ホスピスの工作室で）

交わる時間と環境を提供すること」を守り続けることが大切です。そのためにも、「常にホスピス利用者である子どもたちとその家族の声に耳を傾け、スタッフや関係者も含めて共に学び合っていくことが重要」と、ヘレンハウスの現ホスピス医長は語っています[9]。

英国のみならず、世界の各国で、また地域において、小児緩和ケアに関するニーズと資源の把握を行うこと、またホスピスの働きがいかにいのちに限りある子どもたちとその家族に有益であるかを示すこと、そしてそれぞれのホスピスがその果たし得る役割の中で、どこに焦点を当て、そのために必要な人材を確保し養成していくかということ等が、今後の課題とされています。

医学の進歩によって、病気を治すこと、いのちを延ばすことに人々の関心が向けられがちですが、いのちに限りのある子どもたちが多くいること、そして、どんなに短いいのちでも、それは神さまが与えてくださった大切ないのちであり、愛し愛されるために存在するものであることを、私たちは忘れてはなりません。こどもホスピスが地域に根ざし、いのちに限りのある子どもたちとその家族の生活の一部として、人生を共に歩み、いのちの尊さ、生きる喜び、家族の大切さを、周りの人々にも思い起こさせる存在であり続けてくれることを願ってやみません。

注

1 Tatara, R., *Palliative Care for Children*, J Japan Pediatr Soc. 2012; 116(11):1666–75.

2 Craft, A., Killen, S., *Palliative care services for children and young people in England*, London, 2007.

3 Miller, M., *Consultant in Paediatric Palliative Medicine*, Martin House, Leeds, UK. Personal communication, 3 Oct 2014.

4 ACT/RCPCH, *A guide to the development of children's palliative care services: report of the joint working party*, Bristol: ACT/RCPCH, 1997.

5 Hain, R., Devins, M., Hastings R., Totsika V., Development and utility of a "Dictionary" to establish definition and prevalence of life-limiting conditions in children, 2010.

6 Hain, R., Jassal, S., Oxford specialist handbooks in paediatrics: Paediatric palliative medicine, Oxford: Oxford Univeristy Press, 2010.

7 Knapp, C., Woodworth, L., Wright M., Downing J., Drake R, Fowler-Kerry S., et al., Pediatric palliative care provision around the world: a systematic review. Pediatr Blood Cancer, 2011; 57:361–8.

8 ehospice. Palliative care news, views and inspiration from around the world [Internet]. Available from: http://www.ehospice.com/internationalchildrens/en-gb/home.aspx

9 Lapwood, S., *Helen and Douglas House Lead Doctor*, Oxford, UK. Personal communication, 10 Nov 2014.

地域に根ざした子どもホスピス

九州大学大学院医学研究院准教授　濵田裕子

子どもホスピスとの出会い

筆者と子どもホスピスとの出会いは、二〇〇五年に訪れたカナダのキャナック・プレイスでした。それは、まさに当時私がそれまでの看護師や保健師活動の中で感じていた臨床現場の限界、難病の子どもと家族をとりまく厳しい現実に対して、風穴をあけてくれるような〝発見〟でした。

子どものためのホスピスという視点、病院ではなく、まるで家のような設え、子どもに必要な環境が整えられ、対象もがんだけではない、〝生命が脅かされた状態〟の子どもたちとその家族、看取りだけではない人生そのものを支えること、そのすべてが驚きでした。中でも私が最も感銘を受けたのは、子どもホスピスの一室にあった「ボルケーノ・ルーム」と称する部屋でした。そこは、赤や黄色、青など鮮やかな原色で活火山をモチーフに描かれ、部屋全体がクッション素材で、防音設備を備えていました。

子どもや家族が時には大声で叫んでクッションにあたったり、思いっきり泣いたり、自らの〝生〟に向き合うために、どんな感情でも表出することのできる設えになっていました。

それまで、病気や障がい、死をタブー視する文化の中にいた私は、あらゆる感情を表出することを保証し、それを具現化している子どもホスピスの核心のようなものに触れ、目から鱗が落ちたようでした。その時期は、私自身が一人の親として、闘病中の子どもに向き合うために仕事を辞め、医療の枠組みから離れた時期でもありました。

福岡子どもホスピスプロジェクトの萌芽

その後、私は大学で看護教育に携わりながら、欧州での子どもホスピスの視察を経て、[1]私のできることを探し始めました。二〇〇九年、「病気の子どものケアを考える〜小児の緩和ケアと子どもホスピス〜」というテーマで小児在宅医療に携わる医師とともに公開講座を行いました。福岡では珍しく雪の降る寒い夜にもかかわらず、参加された人々の熱心な眼差し、入院中の子どもを病院に残して参加してくれた家族の切実な声に触れ、「この会を一回限りのイベントで終わらせてはいけない」との思いから、私たちの活動は始まりました。

当初の活動は、大学院生の実践課題演習の中で始まりました。医療と直接的には関係のない院生が病気の子どもと家族のこと、子どもホスピスに関心を示したことに驚きながら、子どもが育ちゆく社会の土壌を耕すことが必要と考えました。

また、在宅医療を受ける子どもとご家族の生活の実際を知ることから始め、病気や障がいのある子どもとその家族との交流を通して、病気や障がいがあっても楽しめる場づくりを検討し、創出してきました。

子どもホスピスが社会に受け入れられるための土壌づくり

「ホスピス」に対する社会の偏見や誤解が根強いため、「子どもホスピス」は〝死〟を意味する場所ではなく、いかに生きるかを考え、支え合う場所であること、さらに、重い病気や障がいのある子どもと家族の実際を知ってほしいと考え、教育・啓発活動として市民フォーラムやセミナーを開催しました。二〇一〇年に開催した最初のフォーラムでは、百人を超える人々が集い、子どもホスピスの認知度は低かったものの、英国発祥の子どもホスピスの実際を共有し、議論し、その意味を考えました。

フォーラムの最後に会を終えての気持ちを漢字一文字にしていただきました。付箋紙に書かれた「始」「家」「心」「和」「友」「光」「暖」「未」「超」「想」などの漢字、それぞれが職種や年齢を越え、重い病気や障がいのある子どもとその家族のことを思い、国を越え、「子どもホスピス」の理念に共鳴した時間でもありました。

その中に「嬉」という漢字がありました。それを書いた四十代の男性は、そのこころを「二十年前、病気の娘を三歳で亡くしたけれど、当時はこのような話をする場などなかった。こうやってたくさんの人が重い病気や障がいのある子どもと家族のこと、生きること、死ぬことについて真剣に考えてくれて

〝うれしい〟」と話してくれました。

子どもに重い病気や障がいがあっても、遊んだり、勉強したり、家族といっしょに外出することが子どもの願いであり、同年代の子どもたちと何ら変わりはありません。ただ、それには、いろいろなカタチの支援や社会の理解が必要です。さらに重い病気や障がいをもつ子どもと家族が直面する困難は、当事者の課題ではなく社会全体の課題であり、他人事のように考えず、いっしょに考えていくことが大切と考え、年に一回程度このようなフォーラムやセミナーを開催しました。

二〇一三年には、ヘレンハウスの創設者であるシスター・フランシス・ドミニカを学会に招請した際に市民交流セミナーを企画し、ヘレンハウスの三十年の歩みをお話ししていただきました。シスター・フランシスは、設立から三十年経っても変わらない〝ケアの心〟を示し、福岡という土壌に子どもホスピスの種を播いてくださいました。

重い病気や障がいのある子どもとその家族を支えていくためには、病院のように「医療」が保障されるだけでは十分ではありません。医療やケアの保障はもちろん、教育や保育、福祉、音楽、芸術など、子どもの育ちに必要なものが提供されることが必要です。

また、子どもと家族が生活する地域社会の中で、専門職だけではなく、ボランティアや地域の人々との交流があってこそ、子どもの生はゆたかに育まれると考えます。フォーラムやセミナーでは、これらのことを伝え、将来的に地域の人々が子どもと家族の身近なサポーターとなることを期待して、ゆたかな土壌となるように働きかけています。

子どもや家族との交流を通しての出会い

地域で過ごす病気や障がいのある子どもや家族との交流を通して、病気や障がいのために、同年代の子どもたちのようには、遊んだり、家族との外出を楽しんだりすることが簡単にはできないことや家族の療育負担についての現状を知り、子どもとその家族がほんのひと時でも楽しめる時間と場所を創ろうと様々なイベントを企画してきました。

ここでは、子どもや家族との交流やイベントを通して出会ったそれぞれの物語を紹介したいと思います。

◆たかくんを育む家族の絆と生活

たかくんは、脊髄性筋委縮症Ⅰ型[2]という神経難病で、生後五か月で気管切開をして人工呼吸器をつけて、自宅で生活しています。人工呼吸器を装着するという意思決定には、ご夫婦で迷いや揺れもありながらも、いのちを授かって生まれてきたのだから、家庭の中で育ててあげたいという願いと、すべてを引き受けていくというご夫婦の覚悟がありました。

たかくんが二歳の時に私たちとの交流が始まりました。当時たかくんは、ほとんど外出したことがありませんでした。訪問看護や訪問介護は毎日のように利用していましたが、保育や遊びは月に一度の訪問療育だけでした。療育に通うことのできる子どもは、週に数回通えますが、たかくんのように人工呼吸器をつけ、外出がままならない子どもの場合は、地域の事情によってはマンパワーが足りずに、月に一度の訪問保育（療育）にならざるを得ませんでした。

たかくんは、病気のため自分で体を動かすことはできませんでした。お母さんもお姉ちゃんの子育てはしていたものの、人工呼吸器の管理や口腔や気管からの分泌物の吸引、体の向きを変えたり、管からの栄養や排泄のケアなどで精いっぱいで、どう遊んであげたらよいのか、どう関わっていけばよいのか手探りでした。そこで院生等がときどき訪問して、絵本を読んだり、お姉ちゃんと遊んだりしました。

その後、プロジェクトが主催するイベントに、毎回ご家族で参加してくださるようになりました。たかくんの外出には、外出用のバギーへの移乗や人工呼吸器や吸引器等の医療ケア用品の積み込みなど、準備に一時間以上かかります。外出時間にあわせて、経管栄養などの段取りをしたりと、様々な調整が必要です。それでも毎回イベントを楽しみに家族四人で参加してくださり、お父さんとお姉ちゃんはいつもイベント終了後の後片づけまで手伝ってくださいます。時にはおじいちゃんやおばあちゃんもいっしょに参加されます。

そのたかくんも小学校一年生になりました。毎年、たかくんのお誕生日には、成長を祝う写真とメッセージ入りのクッキーが届きます。日中は訪問看護師や介護士などの支援が得られますが、夜は、夫婦で隔日で交代しながら、たかくんのそばで仮眠をとりながら、二時間おきの体位交換や吸引、おむつ交換などのケアをしています。一日おきに夜勤をするような生活で、ご夫婦の身体的な疲労は計り知れませんが、たかくんとお姉ちゃんの成長がご夫婦の支えになっておられるように思います。しかしお母さんは最近、お姉ちゃんとの関わりについて考えさせられることもあると言われ、たかくんへのケアが中心とならざるを得ない生活の中で、葛藤も抱えておられます。たかくんのご家族を通して、きょうだい児のことも大事にしながら、ご家族が安心して子どもを預けられ、心身の休息をとることのできる〝レスパイトケア〟の必要性とその意味を痛感しています。

◆医療の狭間と娘ちーちゃんへの願い

ちーちゃんは、生後八か月でミトコンドリア病リー脳症[3]の診断を受け、お母さんはそれまでの仕事を辞めました。本やネットで情報を集め「重症児の親」としての心の準備をしながら、鼻チューブ、睡眠時無呼吸、胃瘻と一つひとつを受け入れたと話してくださいました。

ちーちゃんが小三の時、風邪を引いていましたが、ある朝起きたら心肺停止していて、救急車で病院に運ばれました。処置室から出てきた救命医はご夫婦に対して「ひととおり処置をして、小さい脈が出てきた。強心剤を最大限使っているが、あと一回なら使える。このまま処置をやめて、見送ることもできる。どうしますか？」と聞かれたといいます。お母さんは一瞬ためらい、医師は「三分以内に答えを出してください」と言って、処置室に戻ったそうです。

お母さんはこのことを、「ひつじのわ」という家族の体験から学び合うカフェセミナーで話してくださいました。「あの時なぜすぐに『助けて』と言えなかったのか」と一瞬でもためらったことを次のように語ってくださいました。

「自然に心肺停止したのに、救命延命していいのか？　親としてはどんな姿でも生きていてほしいが、それは子どもにとってつらい日々の始まりではないか……。」

お母さんはちーちゃんに代わって、いのちの周辺の選択を迫られ、「なんでこんなに迷うんだろう。子どもに生きてほしいと願うのは良いことなのか？」「ちーちゃんがしゃべれるなら、意思を聞いてみたい、でも……しゃべれるなら、一度でいいから『お母さん』って呼んでほしい……」とその胸の内を話してくださいました。

さらに、「また同じようなことが起こったらどうすればいいのか」、「安らかに見送るつもりでも、いざとなれば『何でもいいから助けて』と叫ぶかもしれない。落ち着いているかもしれない。答えは出ない。その時にならないとわからない。だから今は生きる。日々を大切に過ごす。親子三人の生活がずっと続きますように」と、その思いをコラムに寄せてくださいました。

医療が進んで助けられるいのちが増えた一方で、親に難しい選択を迫られる状況が増えています。特に子どもが重い病気や障がいがある場合は、ちーちゃんのお母さんが語られたように、子どもの意思が確認できないのに、子どもに代わって親に意思決定を求められます。そしてそれは答えの出ない問いであり、苦渋の選択をしなくてはならないこともあります。子どもや家族の周囲にいる私たちにできることは、このような親の思いを受けとめ、ご家族が子どもを育てるなかで、その良い時も悪い時もサポーターとして見守り、子どもの成長を共に喜び、寄り添うことではないかと思います。

二〇一四年から始めた「ひつじのわ」について触れておきたいと思います。福岡子どもホスピスプロジェクトのロゴは「ひつじ」です。ひつじは、群れで子どもを育てるといいます。〝わ〟には、〝輪〟〝話〟〝和〟などの意味があり、重い病気や障がいをもった子どもをご家族だけで抱えて考え込まないように、皆で支え合い、育て合えたらという願いが込められています。家族の体験に耳を傾けながら、悩みや気持ちを共有し、気持ちが少しでも軽くなることができればと願っています。

子どもと家族を通して繋がる人々

◆天職はクリニクラウン！

二〇一一年九月、知人を通して、クリニクラウン（臨床道化師）のブルーノさんを紹介されました。ブルーノさんはフランス人で、〝本職〟は化学者です。しかしブルーノさんいわく、〝天職〟はクリニクラウンで、フランスでも月に何度か子ども病院等を訪問して、子どもたちに笑いを届ける活動をしています。

数年前に講演で来日した時は、小児病棟を訪問されたそうですが、今回、ブルーノさんが活動できる日は、土日祝日しかありません。しかし、病院でのボランティア活動は平日しか受け入れられないと断られた、と私に相談がありました。「じゃあ、在宅療養中の子どもを訪問してみませんか？」私の脳裏には、普段なかなかお家から外出できない子どもたちの顔が浮かびました。

秋晴れの休日、ブルーノさんとその仲間が朝九時〜夕方五時過ぎまで、福岡市近郊の五軒の子どもと家族を訪問し、マジックや様々なパフォーマンスを披露してくれました。ある家庭では、玄関からではなく居間の窓から侵入するなど、様々なサプライズも考えました。ピエロメイクに派手な衣装で、片言の日本語のクラウンさんに子どもたちがどんな反応をするのか、不安と期待の中、最初はびっくりしていた子どもも、次第に笑顔になり、その子どもなりの反応を示してくれ、楽しいひと時になりました。お友だち家族や親戚を呼んで、大人数で待ってくれていた家庭もあり、ブルーノさんのマジックに、子どもよりもはしゃいで喜ぶ大人もいました。また、初めて外国人が自宅に来られると着物を着て待ってくれていた子どもと家族は、別れ際に〝Bonjour《ボンジュール》〟と添えたカードをブルーノさんに渡してくれました。

仕事の合間の休日に、朝から晩まで日本の家庭を訪問して、病気や障がいのある子どもと家族を楽しませてくれたブルーノさん、お昼に立ち寄ったレストランでも、周囲の人たちを楽しませようとする姿勢に、〝天職〟は同時にプロフェッショナルでもあると学びました。その後も、ブルーノさんは本職の仕事で来福されるたびに、時間を縫って、子どもたちとの交流を楽しんでくれています。

◆子どもの成長を願うイベント

ブルーノさんはその翌年のゴールデンウィーク前にも来福されました。その際には、もっとたくさんの子どもとご家族にもブルーノさんといっしょに楽しんでもらいたいと、五月五日の子どもの日にイベントを開催しました。それ以来、毎年五月五日にイベントをするのが恒例になりました。

祝日である子どもの日には、一般の子ども向けのイベントはたくさんあります。しかし、ゴールデンウィーク期間でもあり、どこもたくさんの人で混雑していて、病気や障がいのある子どもとその家族が

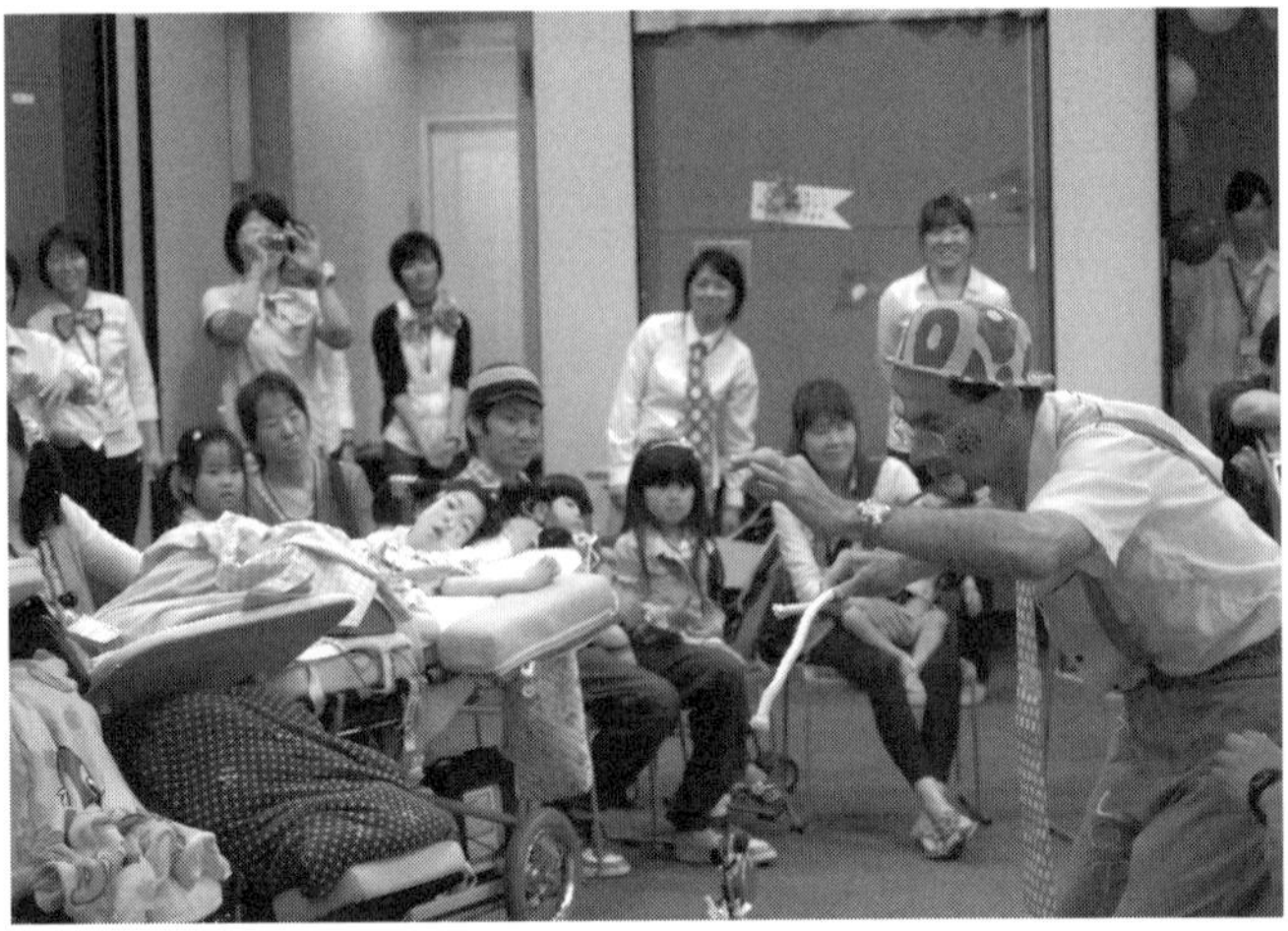

ブルーノさんのマジックを真剣に見入る子どもたち（2012年5月）

安心して出かけられ、楽しめるところはほとんどないということも見えてきました。先述した、たかくんのように外出までの準備と時間、外出先でも人工呼吸器の電源を探したりと、外出を楽しむためには準備や細心の配慮が必要となります。重い病気や障がいのある子どもの絶対数が少ないうえに、専門分化する社会の中で、そのような子どもとその家族のことは知られていないことが背景にあります。病気や障がいの如何に関わらず、子どもたち同士が同じ場を共有し、認め合い、成長し合う社会的な環境が必要と感じています。

さて、二〇一四年の子どもの日のイベント〝わくわく子ども祭り〟には、三十組百人以上の子どもと家族が集ってくれました。重度の障がいをもつ五歳の女の子のお母さんは、来る直前まで体調が悪く、参加するかどうか迷っていたといいます。確かにお母さんの顔色は冴えず、お子さんを楽しませたくて、がんばって、なんとかお父さんと来られたようです。

ご家族の中には、子どもの日々のケアに追われ、体調不良を抱えている方もいらっしゃいます。さらに家でひとりで子どものケアをしていると、気分が落ち込むこともあります。そのお母さんは、子どもといっしょにお祭りを楽しんだ後、お茶を飲みながら現在の気がかりを話してくれました。そうして帰るころにはお母さんの表情も明るくなり、「楽しかった。次回も期待しています」と帰って行かれました。

また、病院に入院している子どもにずっと付き添っているお母さんは、普段どこにも連れて行ってあげられないきょうだいだけでもイベントに参加させてあげたいと、付き添いをお父さんに代わって参加してくれました。お兄ちゃんと妹は、普段は家にいないお母さんを独占できてうれしそうでした。

さらに祖父母だけで参加された家族もいました。病院に入院中のもうすぐ一歳の孫が、気管切開をして途方に暮れていたそうです。老夫婦は、孫とその親である子どもの将来を案じて、新聞記事を見て見学に来られたといいます。「皆さんどうやって（病気や障がいをもつ子どもを育てて）いるのかと思って、でも人工呼吸器をつけても楽しめるんですね。私たち祖父母がメソメソしていたらダメですね」

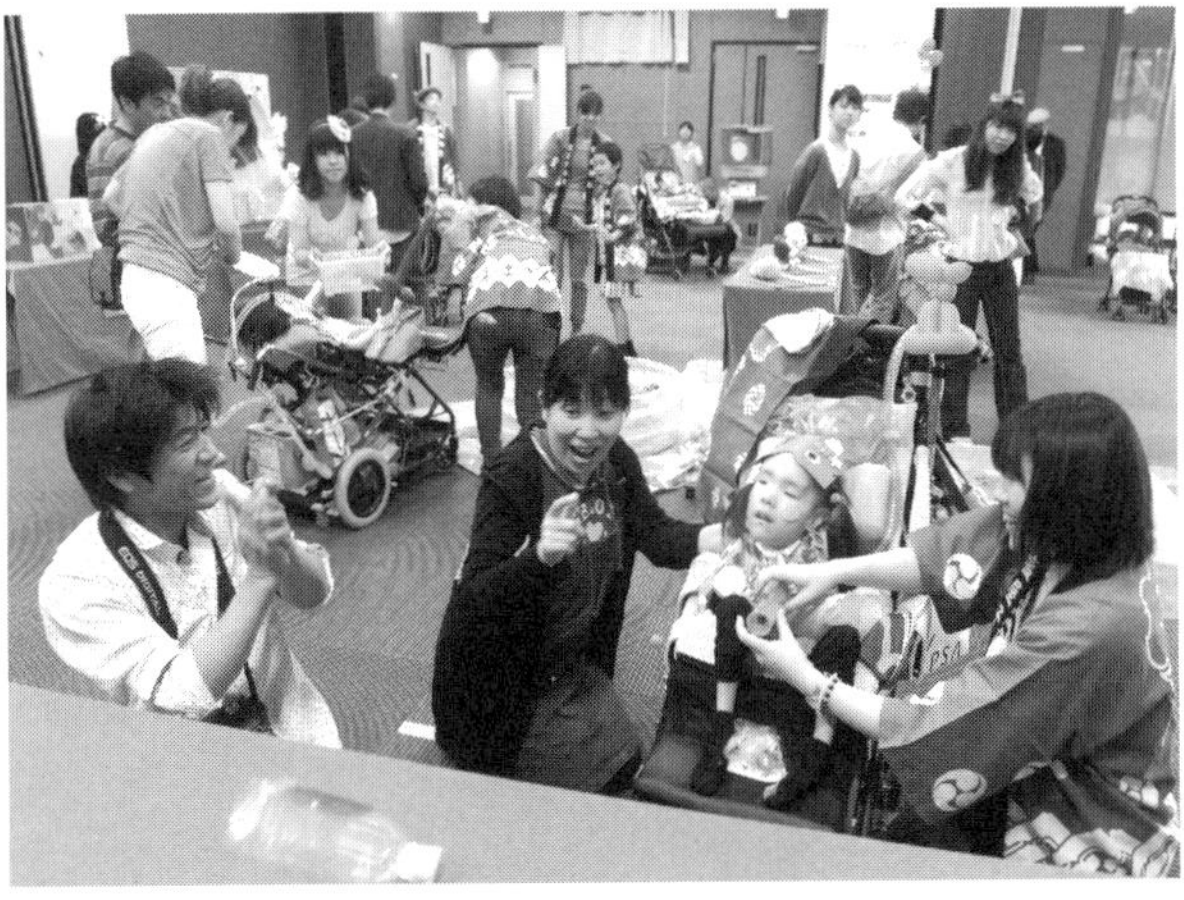

2013年の子ども祭り

と言って、ほっとしたように帰って行かれました。

病気や障がいのある子どもを育てていくことは、家族は心配したり、様々な影響を受けることになります。子どもの周辺の専門職が心のこもった適切なケアをしたり様々な場を提供したりすることは大切ですが、ボランティアや地域の人々が子どもと家族のことを理解し、気遣い、声をかけてくれるだけで、心が軽くなることもあります。地域に根ざした子どもホスピスとは、その地域社会が重い病気や障がいのある子どもをまるごと受けとめ、いっしょに育てていく社会を創ることでもあります。

◆子どもと家族から教えられること

二〇一二年の子どもの日のイベントに、フリースクールの教師をしている院生が一人の高校生の少女を連れて来ました。その少女の表情は硬く、笑いに包まれたイベントの間、一度も笑顔になることはなく、終始、仮面のように無表情でした。その後、少女は大学に進学し、二年後の子どもの日のイベントに今度はボランティアとして参加してくれました。その日のために、関西の大学から帰福したという少女は、二年前には考えられないような笑顔を見せて、子どもたちに関わっていました。彼女は、きっと子どもやその家族がハンディを抱えながらも、「今、このとき」を生きて楽しむ姿から、大切な〝なにか〟を教えてもらったのだと思います。

子どもに関わる専門職は、子どもや家族の支えになりたいと思い、関わっています。ただ、ケアをする人、される人という関係を超えたところに、子どもホスピスの本質があると考えます。病気や障がいのある子どもは、普通の人と比べればハンディは多いけれど、少女が彼らから何かを教えてもらったように、子どもや家族がたくさんのことを教えてくれ、時にはケアをされていると感じることさえあります。

◆社会における文化の成熟度を測る尺度としての子どものホスピス

二〇一四年十二月に開催したNPO法人発足記念セミナーに、「死生学」を日本に広めたアルフォンス・デーケン先生に来ていただきました。デーケン先生は講演の中で、子どもホスピスは、社会における文化の成熟度を測る尺度となりうるとお話しされました。重い病気や障がいのある子どもとその家族を受けとめ、支援していける社会こそがゆたかな社会であり、子どものホスピスはその地域社会における文化指標でもある、と。また、デーケン先生は、五十年前に来日した当時、「死生学」や「死の準備教育」は、どこの大学も受け入れてもらえず、大変なご苦労をされたこと、それでもご自身の信念を持ち続け、開拓してきたことを示され、「パイオニアは苦しくて、つらい。それでも、自分の信じる道を進まなくてはいけない」と、大切なメッセージを下さいました。

かつて私が新人看護師として入職した当時、入院中の二十代の重度の障がいのある青年は、十二歳になるまで一度も訪問教育さえ受けられなかったといいます。「就学の猶予」や「就学の免除」という名のもとに、重い病気や障がいを理由に、教育を受ける権利が奪われていた時代がありました。そのことをその母親は、「障がいがあるんだから、学校に来なくていい。家にじっとしていればいい。そんな時代だった」とさびしそうに話されました。学校教育法の改正によって、病気や障がいがある子どもの教育を受ける権利が明記され、今は重い病気や障がいがあっても教育は保障されるようになりました。その意味では、以前より社会は成長したと言えるのかもしれません。

しかし医療の進歩の裏で、重い病気や障がいをもつ子どもとその家族の生活は、以前にもまして、厳しい局面に立たされることがあります。本稿では、死に直面している子どもや家族、子どもを亡くした家族のことについては割愛しましたが、どんなに厳しい状況にある子どもと家族であっても、その育ちを見守る眼差しをもち、当事者と医療者の問題に帰結させずに、子どもと家族をまるごと引き受けられる社会こそが真にゆたかな社会であると考えます。地域に根ざした子どものホスピスの理想は、専門分化することによって発展してきた医療の枠組みを解き、子どもと家族を中心に人々が繋がっていくこと、そこにはもちろんプロフェッショナルによるアートとしてのケアが組み込まれることが必要です。そのうえで、重い病気や障がいのある子どもとその家族とともに、病気や障がいの如何に関わらず様々な地域の人々が繋がり、学び合い、育ち合うことのできる場を創造していくことが大切と考えています。

（これまでの活動の詳細については、ＨＰ「福岡子どもホスピスプロジェクト」をご覧ください。）

注

1　濵田裕子「生を支える子どもホスピス～欧州からの風～」（連載四回）、『小児看護』三十四巻六号（七八六～七九〇）、七号（九〇八～九一二）、九号（一二六六～一二七二）、一〇号（一三九四～一三九九）、二〇一一年、へるす出版。

2　乳児《にゅうじ》脊髄《せきずい》性《せい》筋萎縮《きんいしゅく》　症《しょう》

乳児期に全身の筋萎縮を呈する病気で、呼吸筋も委縮し自力での呼吸が難しくなるため、人工呼吸器を装着し、寝返り等も含め、生活全般において介助が必要となります。

3　ミトコンドリア病リー脳症

人間の細胞に必要なエネルギーを作る「ミトコンドリア」に異常があり、細胞の働きが悪くなり様々な症状が出る病気。そのうちリー脳症は、脳と筋肉に主な症状が出て、精神運動発達遅延や痙攣、筋緊張や筋力が低下するなどの症状があります。

「こどもホスピス」のあかり

照明塾塾長　橋田裕司

「こどもホスピス」に一歩足を踏み入れると、そこにはいたるところに和紙で作られた手作りのあかりが灯してあります。デザインはウサギや犬などの動物、そしてお花や果物、お月さんやハート、ロボットなど様々です。中にはトカゲなどもあります。その数一〇〇灯以上です。壁に目をやると、そこにはコンセントに差し込んで使うナイトライトが一面に取り付けられています。このあかりは、入院してきたときに好きなものを選んで、自分のお部屋の前につけることができます。お見舞いに来た人には「ワンちゃんのあかりのお部屋」と伝えれば、すぐにわかります。

これらのあかりは、私が主宰する「照明塾」の手作り照明教室に通う生徒さんや、私が教えている学校の学生たちが作りました。

あかりは人の心を癒してくれます。私たちはそれを「ライトテラピー」と呼び、「心のケア」が求められる病院や老人福祉施設にあかりを寄贈する「あかりバンク」という活動を続けてきました。

そもそも病院は「治療」を目的とした施設なので、照明は明るい蛍光灯が基本です。しかし夜になると減灯され、怖く寂しい場所に変わってしまいます。夜の照明は「睡眠」とも関係が深く、くつろげる照明環境はとても重要なのです。

夜の病院が怖くて寂しいというのは、照明心理学的に説明すると、「色温度」と「照度」の関係です。色温度の高い青白い光（蛍光灯など）で照度が低い場合、とても陰気な雰囲気になります。逆に色温度の低いオレンジ色の光（白熱灯など）だと照度が低くても快適です。

しかし、これまで病院にこのようなあかりが取り入れられることはありませんでした。それが実現したのは、こどもホスピス設立時、鍋谷まこと先生をはじめ、スタッフの皆さんが「人に寄り添う医療」のあり方を模索されていたからだと思います。私も「人に寄り添うあかり」をテーマに活動してきました。この出会いは偶然ではなかったように思えます。

すべて取り付けて点灯したとき、看護師さんから言われた一言は今も忘れられません。

「この病院は、このあかりがなかったら、ただの箱でした」と……。

また、他の看護師さんからはこんな感想が寄せられました。「病室に入る前あかりで心を和ませ、病室を出てからもあかりを見てほっとしている。」

患者さんやご家族だけでなく、スタッフの皆さんの心のケアにもなっている。私たちのあかりがそんな医療環境を変えるきっかけになれば幸いです。

今後、このような病院が全国にでき、「病院にあかりがあるのは当たり前」となる日が来ることを心より願っています。

もう一度会いたい

たった一度でいい
もう一度会いたい
わたしの大好きなあなたに

あなたの優しい声を聞きたくって
あなたの笑顔に会いたくって
「ありがとう」と伝えたくって
「大好きよ」と伝えたくって
「また会おうね」と言いたくって
「さようなら」と言いたくって
「心ではずっと一緒だよ」と言いたくって
「これからもがんばるからね」と言いたくって

どの願いももう叶わないね
でもね　こうお祈りしているよ

「またもう一度あなたに会えますように」

ほら　さくらのつぼみがふくらみはじめたよ
冬にはすべての葉を失ったのに
もう一度　花を咲かせようと
さくらは「さくらのいのち」を生きているよ
わたしも「わたしのいのち」を生きるよ
大好きなあなたに「もう一度会える」と胸に抱いて

震災後四年経ち、五回目の春を迎える日に

美馬 里彩

Ⅲ　天国へ旅立った子どもたち

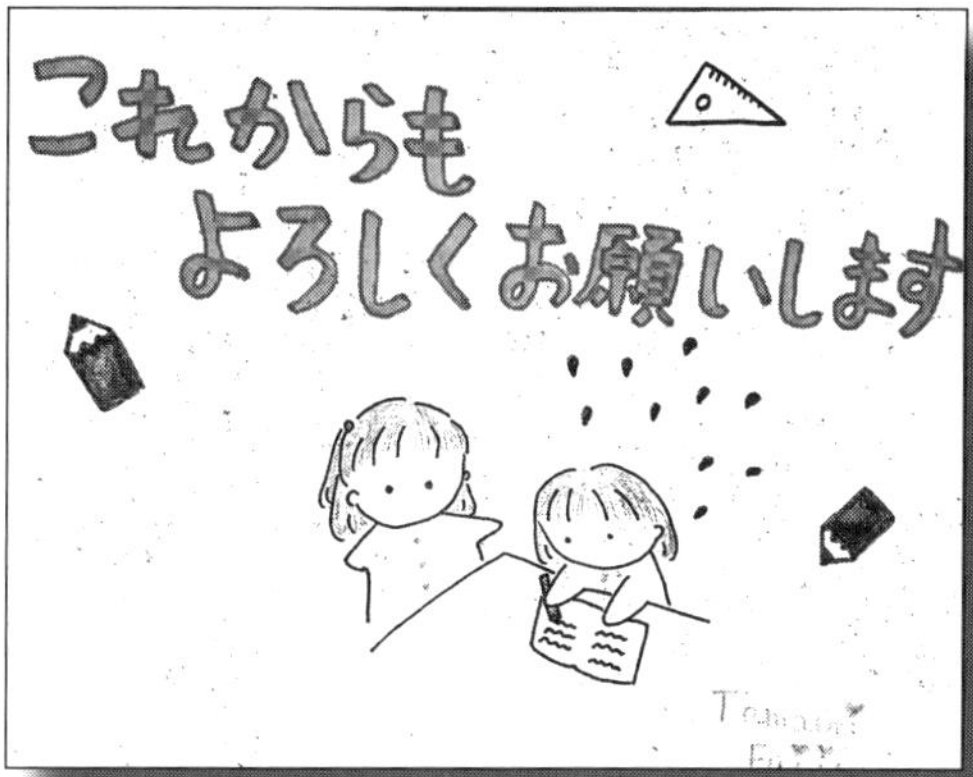

◀ 藤井美和先生といっしょに勉強を始めたころ、藤縄珠美ちゃんが先生にプレゼントしたイラストボード

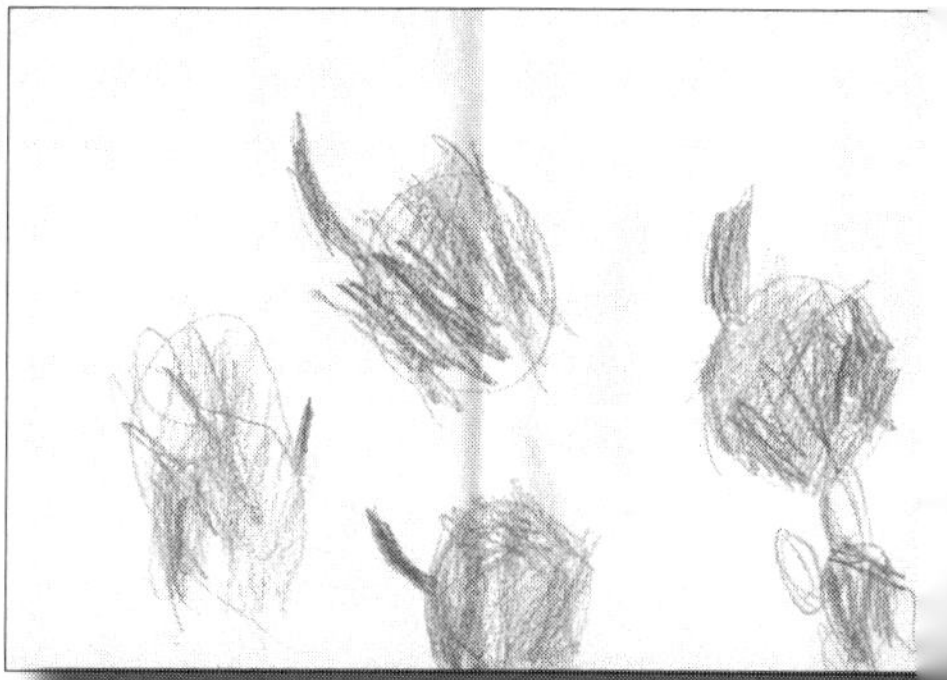

▲ 4歳で天に召されたMちゃんが描いたくだもの

亡き子と生きる

藤縄　剛

平成五年（一九九三年）十一月二十四日は娘・珠美の命日です。一年三か月の入院闘病生活の末、十四歳と十一か月、中学三年の初冬のことでした。もう二十一年も経ちます。

それは、中学二年の夏休みの終わりごろのことでした。それまで元気な子でしたし、自覚症状もありませんでしたが、顔色がイマイチということで、貧血でも起こしているのかと思い、もうすぐ始まる二学期に備える意味もあって、近所の医院へ診てもらいに行きました。すると、精密検査が必要ということになり、大学病院で検査、診断は急性リンパ性白血病でした。放置すれば余命一か月、思いもよらない宣告でした。頭が真っ白になりました。

すぐに入院しました。きびしい治療が始まりました。何回ものステージで、きつい治療が繰り返されました。骨髄注射、放射線治療、輸血、副作用、高熱、頭痛、腹痛、発疹、吐き気、嘔吐、けいれん、ひきつけ、口内炎、肺炎、内臓不全、幻覚、幻聴、脱毛、ムーンフェイス……。こうして、あらためて書き連ねると、よくもこれだけ……と、今さらながらかわいそうになってしまいます。

　ガンバリ屋さんでした。一生懸命に治療に耐える姿は、付き添う私たちがつらくなりました。オバアチャンは代わってやりたいと泣きました。母親が大好きで、夜になって家内が病院から家に帰るときには、心細いのでしょうか、「お母さん、明日も早く来てよ」というのがあいさつ代わりだったようです。

　骨髄移植のドナーも探しましたが、適合者はありませんでした。日ごとに変わる症状に、まわりも一喜一憂しました。ヤマ場が何回か訪れましたが、その都度なんとか乗り越えることが繰り返されました。

　幻覚といえば、こんなことがありました。ある日、前の晩に見た夢の話をしてくれました。夢の中に、「珠美チャンいっしょに遊ぼう」と小学生くらいのふたりの男の子が出てきて、いっしょに遊んだり、飲みたかったお茶をとってくれたりしたというのです。ふたりの子は○くんと△くんと言っていたそうです。やがて自転車に乗って、バイバイと言いながら帰って行ったそうです。

　後日、看護師さんにその話をすると、看護師さんは青くなり、泣き出してしまいました。どうしたのかと聞いてみると、ふたりは以前に同じフロアに入院していて、亡くなった子どもたちだそうです。珠美は会ったことも話したこともありませんし、入院時期も違うので、ふたりのことを知る由もありません。不思議な話です。巷間言われる霊の世界というのは本当にあるのかもしれないなと思ったことを憶えています。

　ともあれ、夢の中で遊んでいるうちに、あの世へ連れて行かれては一大事と、今度夢に出てきて遊ぼうと誘われても、勉強しないといけないからと断るように言い聞かせた次第でした。

そんな中でも、調子の良い時も結構あって、何回か外泊許可もありましたし、亡くなる半年前には仮退院もできました。本人はもちろん、私たち家族もそれはそれは喜びました。残念ながらその都度再発してしまいましたが、「学校へ行きたい」「友だちといっしょに勉強したい」「所属していたバレーボール部の練習に参加したい」という希望を持ち続けました。

友だちには恵まれました。友だちは、手紙、寄せ書き、学校での出来事を書いた日誌、プリント、授業のノート等々を届けてくれました。その都度友だちとの絆を確かめることができ、闘病の支えとなっていたようです。友だちが見舞いに来てくれたときには心底うれしそうに、楽しそうに話をしていました。

勉強が遅れるのがイヤだといって、ベッドの上で勉強しました。このとき勉強をみてくださったのが、藤井美和先生でした。先生には、ご自身の体験をも踏まえて、親身になってお世話いただきました。先生のことが好きでしたし、尊敬もしていました。先生に教わりながら勉強を続けていることが、やがて元気になって復学できるんだという希望の源になっていたように思います。外泊の時に整理したアルバムには、先生のことが載った新聞記事を何枚も大切に貼ってあります。先生には、短い人生ではありま

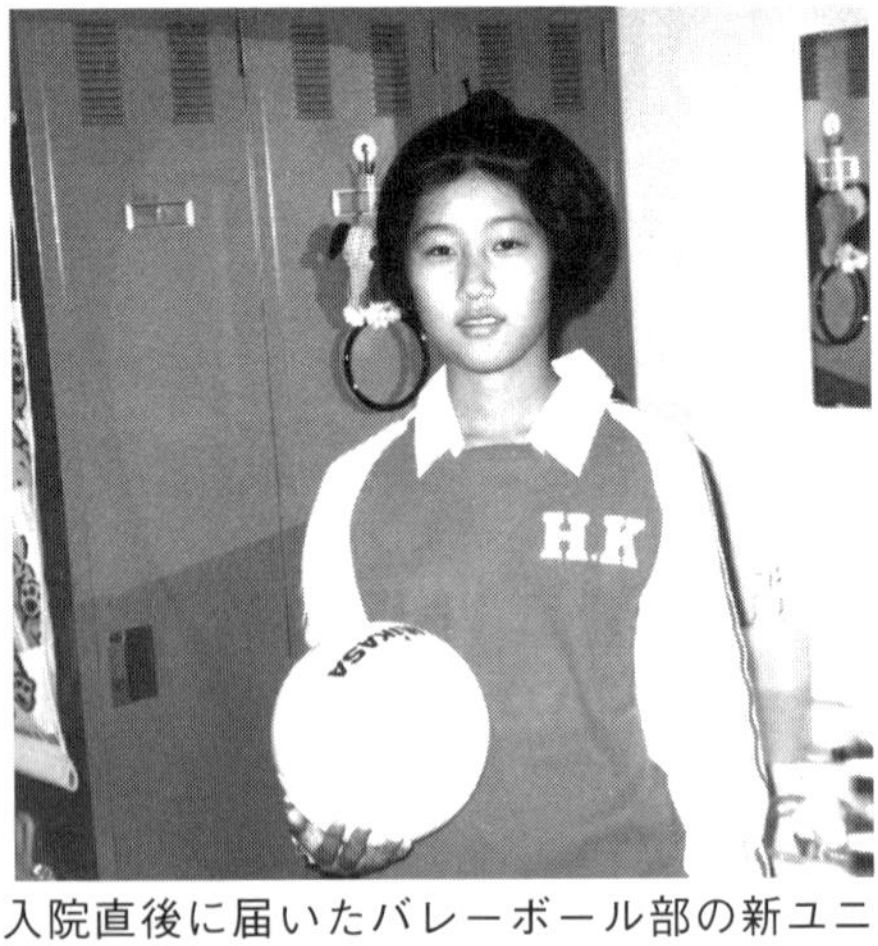

入院直後に届いたバレーボール部の新ユニフォームを着て

したが、娘の人生の最期をキラリと光るものにしていただいたと思っています。

衰弱して字が書けなくなったときに、ワープロを買ってやりました。毎日練習して、手紙を書いたり、オリジナルのイラストを作ったり……。ベッドの上で、中間や期末テストも受けました。三年生の四月には、卒業アルバムに枠入りで写真が載るのはイヤだと、クラス写真の撮影日に特別外出許可をもらって学校へ行きました。今から思えば、あれほど行きたかった学校への最後の登校となりました。

亡くなる十日ほど前に容態が急変しました。「家に帰りたい。家に帰ろう」と繰り返しました。言うことをきかぬ身体で必死に起き上がろうともしました。

ターミナル治療の段階となり、医師からモルヒネ注射を打診されました。これまでつらい治療によく耐えて、十分病気とは闘いましたし、これ以上の苦しみからは解放してやりたいと受け入れることにしました。だんだんと薬が効いてきて意識が薄れていくなかで、「珠美ちゃん、おやすみ」と呼びかけると、「お・や・す・み」と返してくれました。それが最後の言葉でした。

それから五日後に息をひきとりました。親の欲目と承知の上で書かせていただくと、真珠のように美しい娘であれと「珠美」と名づけて以来、順調に育ってくれて、明るくて、素直で、我慢強くて、負けずきらいで、人の世話をするのが好きで、勉強もできて、運動神経にも恵まれて、人並みに可愛い顔をして……、どこに出しても恥ずかしくない娘でしたが、思わぬ形で別れが来てしまいました。看護師さんに頬紅をさしてもらって、口紅をぬってもらって……、生まれて初めての化粧が死化粧でした。

その晩、家内はこれが最後だからと、家につれて帰った亡きがらに添い寝をしてやって、一夜を過ごしていました。私は気が張っていたのでしょうか、臨終の時も、お通夜の時も、葬儀の時も、不思議と涙が出なかったように記憶しています。それらのすべてが終わった後になってから、悲しさ、つらさ、寂しさ、悔しさ……いろいろな思いがドーッと押し寄せてきました。納骨の前夜には、こんなに小さくなって……と、涙が止まらなかったことを憶えています。

担任の先生は、卒業文集の中で「……長距離走も水泳も得意な元気で明るい子だった……常に学ぼうとする姿勢が光り輝いていた……どんな状態でも希望をもって学習しながら痛さや苦しさと強く闘った……その生き方が人の心を打った……」などと褒めてくださいました。

学校は、葬儀の時に三年生の全員を参列させてくださいました。そして翌年三月の卒業式では、仲良しだった友だちの胸に遺影を抱かれて、式に参加させてくださいました。そして番号は空白ですが、卒業証書を授与してくださいました。

卒業生の代表は、答辞の中で「元気になって皆といっしょに卒業できると信じていたこと、入院中もがんばって勉強していたことに感動したこと、皆の心に深く残っていること」「これから珠美ちゃんの分までしっかり生きてゆきたいこと」などを切々と語ってくれました。友だちといっしょに卒業したいと願っていた夢がかなえられました。感謝のほかありません。

珠美の誕生日は十二月二十六日です。それから毎年十二月ごろになると、バレーボール部の同級生十人ほどが我が家を訪ねてくれます。もう二十年余が経ちますが、今も続いています。同級生の皆さんが高校生になり、大学生や社会人になり、すっかりいい娘さんになり、子どもをもち……と、だんだんと成長していく姿を見せていただいています。

二十歳くらいのころでしたか、珠美の写真の前で、大きくきれいになった皆さんが例によって集まってくれて、お互いの近況報告等々に花が咲きました。中にはお腹の大きな子もいました。短大に行っている子は就職活動で大変だとか、就職している子は今こんな仕事をしているとか、下宿をしている子はお金がなくて洗濯機を買っていないとか、新しい彼氏ができたとか、同級生の消息だとか、今こんなものが欲しいだとか、タレントではだれそれがいいとか……、それは賑やかなことでした。まるで珠美もそこにいていっしょにワイワイやっているのではないかと錯覚するくらいに、屈託のない明るい皆さんの顔や声に、年頃の娘をもつ親の戸惑いや喜びをひとき味わうことができたように思いました。

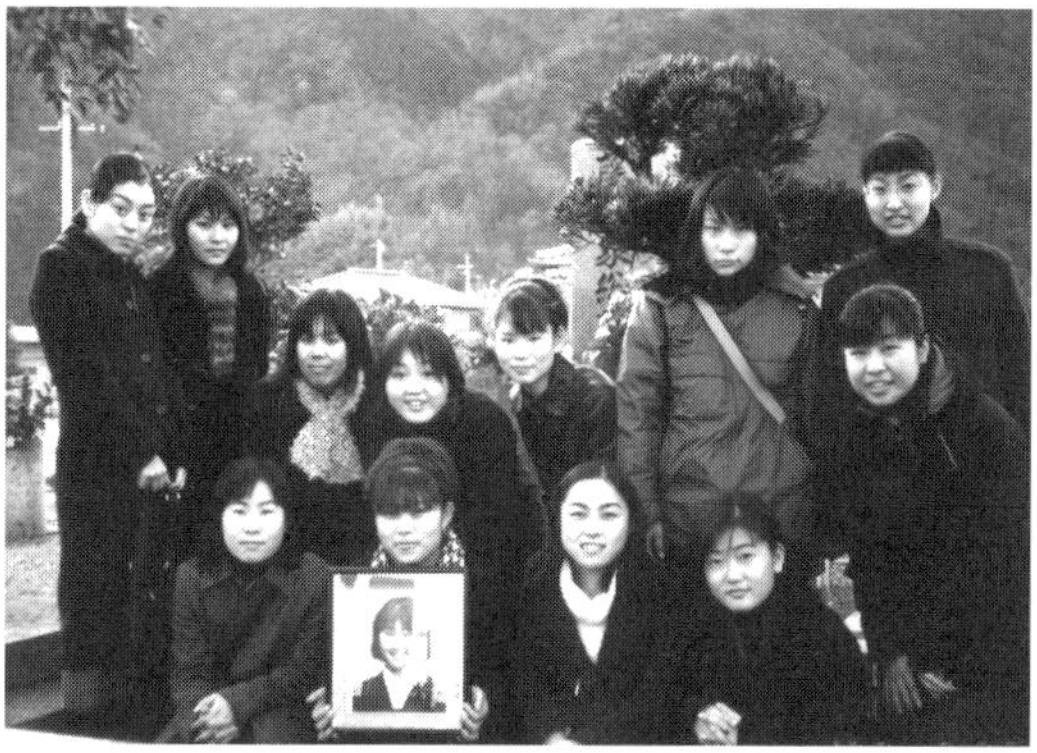
お墓の前でバレーボール部の皆さん

今、皆さんの人生もさまざまで、会社勤めの子もいれば、彼氏募集中の子もいれば、主婦業専念の子もいれば、子育てに追いまわされている子もいます。それぞれに忙しいであろうなかを集まってくれて、「年に一回同窓会を開いているようなものです」とあっけらかんと笑ってくれる。ありがたいことです。今さらながら感謝のほかありません。

アレもしたいコレもしたいと、将来を思い描いていたであろう青春の入口で世を去ってしまったわけですが、いい友だちに恵まれて、こんなにいつまでも皆さんから愛されて、皆さんの中にしっかり生きている……それが確かめられることが、一抹の寂しさはありますが、どんなにかうれしいことか。予想もしなかった短い人生でしたが、そういう生き方をしてくれた我が娘を褒めてやりたいと思っています。

我が家のお墓は、兵庫県の姫路の西隣、龍野市というところにありますが、神戸から車で二時間くらいかかります。同級生の皆さんは、わざわざ遠い所まで何回か墓参りに来てくれました。そういえば、三年目のころでしたか、男の子がふたり突然に田舎まで来てくれたことがありました。龍野市といっても広いわけですが、龍野に墓があるということだけを頼りに来てくれたそうです。その時はたまたま連絡がとれて、お墓へ案内することができましたが、行けばなんとかなるとして電車に揺られてきたのだとか……。若い人の行動力には、驚いたことがあります。もしかしてボーイフレンドだったのかなぁと想像をめぐらせ、少しはときめく思いも経験してくれていたのだろうかと、うれしくなったのを憶えています。珠美も大照れしながら喜んだことだと思います。ありがたいことです。

ところで、関西には「日にち薬」という言葉があります。ちょっとした病気やケガなら日にち（時間）が経てば自然と治る。転じて、つらいことや悲しいことがあっても、日にちが経てば乗り越えられる、といった意味にも使われます。

娘を見送った当座の数年間は、折にふれて喪失感というか、悲しみがこみあげてくる日々が続きました。胸にポッカリと穴があいてしまったような日々でした。それから二十年余という日にちが経った今は、寂しい中にもほのぼのとしたものを感じられるようになりました。今となっては顔も見られないし、声を聞くこともできず残念ではありますが、私たちの心の中にはしっかりと生きていて、時折、回想や想像の世界に浸らせてくれます。長い期間とは言えませんが、珠美が私たちの子どもでいてくれたおかげだなと感じられるようになりました。

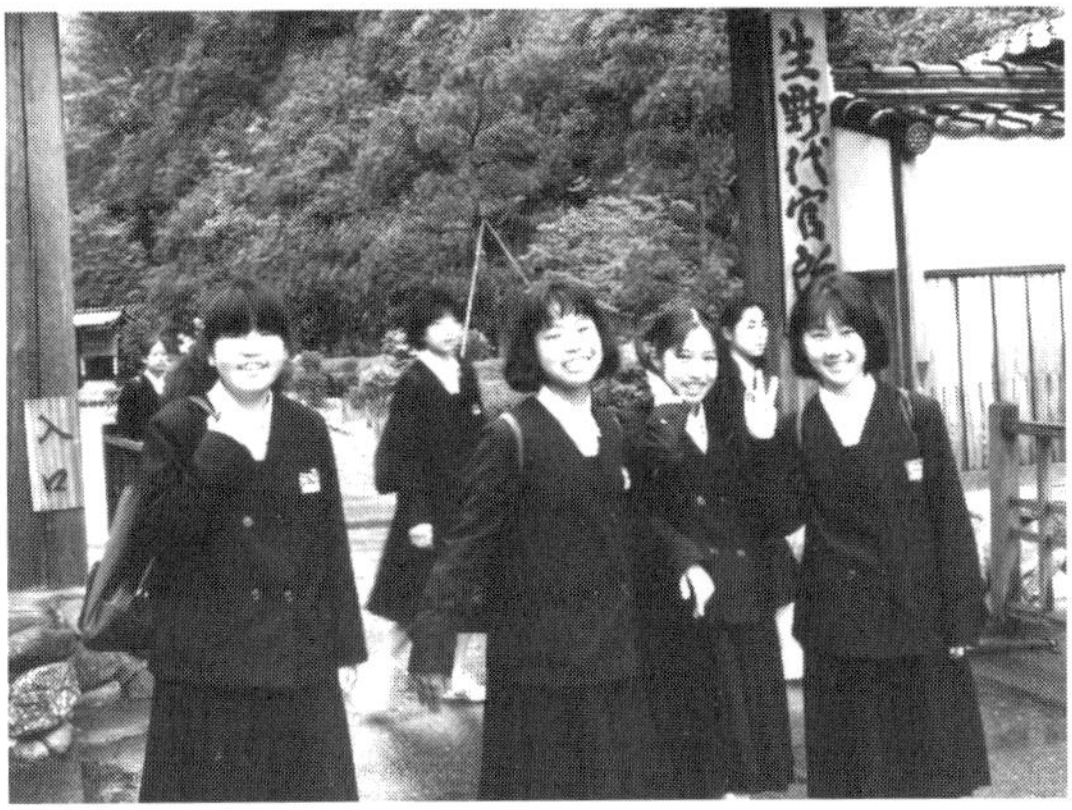

同級生の皆さんと（右端が珠美）

また、「死んだ子の年を数える」という諺があります。「言ったところでどうにもならない過去のことについて、グチをこぼす」たとえとして使われ、あまり良い使われ方はしませんが……。今、私は大いに死んだ子の年を数えればよいと思っています。もちろん、花嫁姿も見たかったし、孫の手をひいて散歩のひとつもしてみたかったのに……という思いは今もあります。しかしながら時折、元気だったら三十歳代も半ばか……と指を折ってみて、どんな職につき、どんな彼氏をみつけ、どんな家庭をもち、どんな人生を送っていただろうか……と想像をふくらませることもあります。

我が家は、今もいたるところに珠美の写真が貼ってあります。こちらは年々歳をとっていきますが、彼女は十四歳のままです。しかしながら今もいっしょに暮らしているようなものです。大きめの骨壷はお墓に納めましたが、お寺さんの許しを得て、仏壇には小さな骨壷を今も安置しています。私たち夫婦が死んだときには、そのお骨を半分ずつ棺に入れてもらうことにしようと話しています。

そして、「親に先立つは不孝」といいますが、それはそうでしょう。ですが、病気はもちろん、災害、事故、事件……と何が起こるかわかりません。だれも不孝をしたくて不孝をするわけではありませんから、起こってしまえば、残った者は運命というか受け入れるしかありません。かたや故人にとって一番悲しいことは、何といっても、月日とともに忘れ去られてしまうことなのではないでしょうか。忘れ去られてしまったら、この世に存在しなかったのと同じことになってしまうような気がします。今となっては、親としては忘れずにいてやることしかできないのがもどかしい限りですが、素晴らしい友だちがいつまでも忘れずにいてくれることが、大きな喜びとなっています。

今、我が家には十四歳になった老犬のチワワがいます。珠美にちなんで「マミ」と名づけています。小さい時から心臓が若干弱かったり、リューマチで両前足首が変形してしまったり、皮膚病や白内障を患ったりと、病気持ちではありますが、どうやら珠美の分まで天寿を全うしてくれそうです……。

葵

白水照枝

二〇〇七年（平成十九年）四月五日生まれ。

予定日より、四日遅く生まれた元気な三人きょうだいの真ん中の女の子でした。

名前は女優の宮崎あおいさんからと、子どもの名前は漢字一文字と決めてたことから、「葵」。

パパの実家では、八十年ぶりに本家に女の子が生まれた！　っと、おじいちゃんがいろんな所で話すほどの大騒ぎでした。

葵がお腹の中にいるときは、幼児返りをしていたお兄ちゃんも、生まれてから毎日べったりの可愛がりで、二人でいつもニコニコの仲良しさん。弟が生まれてからは、葵を中心に仲良しきょうだいでした。

やさしくて、頭がよくて、好奇心旺盛で、しっかりもの、とってもよく笑う可愛い葵。

葵のやさしさは、お兄ちゃんからかな？　いつもいっしょ。おやつも半分こ。あまりの仲良しさに、ニコニコ見てるだけの私（母）に、二人でおやつのおすそ分けです。

お兄ちゃんが大好きで、お兄ちゃんも葵が大好きで、葵の初めての言葉は、「つよし（兄）」でした。

二歳になった時に、弟が生まれ、お姉ちゃんになりました。びっくりするほどのしっかりもののお姉ちゃんです。

お買い物に行く前に、「バナナと牛乳とお豆腐を買いに行こうか？」っと出かけると、買い物途中で、いなくなってしまうんです。捜してると、ちゃんと商品を持って戻って来るんです。

迷子になった時も、自分から店員さんに声をかけて、「しらみずあおい。二歳です。ママが迷子です」と知らせて、店内放送がかかるんです。

はい。迷子は、いつも私（母）と弟です。

二歳半になると、しっかりに拍車がかかって、お兄ちゃんのお姉さん的ポジションにつきました。

五歳のお兄ちゃんが、自転車が恐くて乗れなかったのを見て、「あおいちゃんも、つよしみたいに、ころころとって」と言って、補助輪をはずしました。

自分が乗れるようになって、お兄ちゃんに教えてあげたかったみたいです。

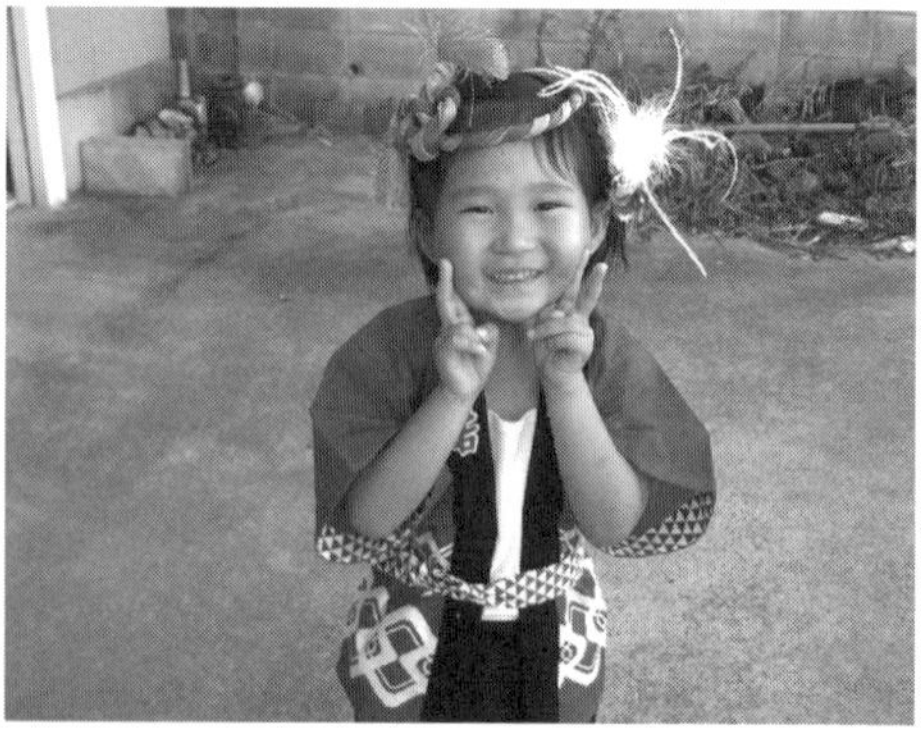

阿波踊り！　がんばるぞ！（5歳4か月）

本当に、有言実行しちゃいました。

自転車に乗れるようになった二人は、パパのお休みの日に、よく三人で自転車に乗って、ローソンにお菓子を買いに行ってました。

自転車に自信のついた葵を止めるのは、なかなかで、油断できませんでした。

敷地内の祖父母のところへ行ったはずの葵、いつもは、幼稚園から帰って来たお兄ちゃんとKUMONに行ってるのですが、先生から電話で、「ひとり、自転車に乗って着きましたけど、知ってますか？」ということもありました。ひとりで家を出てはだめだと言い聞かせてても、ひとりで行けるかな？の好奇心に勝てなかったみたいです。

いつもニコニコ、やさしい、しっかりものは、幼稚園でも発揮して、入園してすぐに園児全員とお友だちになれました。名乗ってから遊ぶみたいで、先生には、「みんな、まだお名前を覚えてなくて、あの子、その子、この子で呼び合ってるのに、あおいちゃんだけは、みんなが名前を覚えて呼ばれてますよ」と言ってもらえて、その光景を見せてもらいました。

お友だちのお母さんたちにも、「うちの子、あおいちゃんがね、あおいちゃんがね、って、いつもお話ししてくれるの」と言ってもらえました。

＊

脳幹神経膠腫（脳幹グリオーマ）と診断されたのは、「春になったら、幼稚園だね」と話していた冬でした。葵がまだ四歳の時でした。

頻繁に、トイレに行っては、「出ないからなかった」と言っていました。

お漏らしを気にして行っているのか、冬で冷えるからかな、くらいに思っていました。

そのうち、こけたり、ボーっとしたりする時ができてきました。でも、「決定的な何が悪い」がなくて、お兄ちゃんが小さい時に、「決定的な何かがなく、調子が悪いみたい」で受診した小児科の先生に、「そんなことで来るな」と怒られたことがあったので、病院に連れて行っていいのか、泌尿器科？ 整形外科？ と悩み続けていました。

そんな日が続いていたあの日の朝、「おしっこが出ない」と言って泣きだしたので、すぐに泌尿器科へ行きました。「小児科へすぐ行くように」と言われて、すぐに小児科へ。そして、小児科から県立こども病院へとなりました。

病院から病院へと受診し、時間が経てば経つほどに、葵は急激に症状が進んで、こども病院で、診察を受けるころには、立つことも、しゃべることも、目の焦点を合わせることもできませんでした。

余命半年、死亡率一〇〇％、三年生きた人はいない病気だと言われました。

即、入院しましたが、付き添う私の不安が伝わったのか、深く眠らなくて、私の身動きのたびに、怯えたように「どこ行くの？」と、目を覚まして聞いてくる葵。食事やトイレ以外できるかぎり、ずっとそばについていました。

四日後、主治医から、「精神的に不安定で、眠らないので、体力がありません。半年と言いましたが、このままということもあるかもしれません。今の状態だと、放射線治療ができません」と言われました。私の表情が葵の精神面にそのまま影響してしまう。不安な顔していて、ごめんね。暗い顔していて、ごめんね。

精神状態でいのちが縮むなら、延ばすのだってできるはずと、その日から私は、笑いました。涙はすべての後でいい。今は、何があっても、だれに何を言われても、笑顔だと思い、とにかく笑いました。葵も笑い、葵の病室はいつも笑顔でした。笑顔の出てきた葵をいっそう笑顔にするために、お絵かき好きの葵のために、看護師さんたちや、入院中にできたお友だちのお母さんが、葵画廊を作ってくれました。

放射線治療もうまくいき、退院時には余命一年と言ってもらえました。残ると言われていた麻痺もほとんど残らず回復して、幼稚園にも入園できました。休みながらも、楽しく幼稚園に通い、お友だちもたくさんできて、お誕生日には、祖父母からのプレゼントで新しい自転車をもらって、毎日笑顔でした。

発病から約一年、再燃が始まりました。今度は、もう放射線治療ができないので、どんどん進む麻痺は止められません。余命宣告も一か月。二か月はもたないということでした。

諦められない、諦めない、諦める気なんてない。私たち家族は、少しでも体の負担を減らせ、心穏やかに、笑って過ごすことのできる場所で、抗がん剤治療を続け、少しでも長く生きてほしいと願い、「こどもホスピス」という場所を選びました。そこで抗がん剤治療を続け、毎日のようにある、看護師さんやボランティアさんの音楽会や体操、落語会などに参加して、天気がよく、体調のいい日はお散歩やお買い物に出かけ、パパがお休みの週末、家族が揃う日は、映画やゲームセンターにも行きました。楽しく笑って過ごしました。

「お兄ちゃんが夏休みになったら、旅行に行こうね」の希望の約束は、葵が永眠の前の日、ホスピスの先生方や看護師さんたちのご好意や、海遊館、テレビ局の方の協力で実現することができました。葵の大好きな水族館。もう目も開けることのできない、眠る葵を連れて、家族揃っての最後のお出かけでした。

最後の余命宣告から半年、六歳三か月でした。

葵へ

いつも、いつまでも大好きだよ。私たちのもとに生まれてきてくれて、ありがとう。

いっぱいがんばったね。いつも、いっぱいの笑顔をありがとう。

抗がん剤で、体調が悪くなっても、それでも嫌がらず飲んで、がんばったね。

採血や、近くにいるだけでつらい吸入のある検診も嫌がらず、終わった後のご褒美を考えながら、笑顔で行ってくれたね。

葵が幼稚園に通えたのは七か月、たくさん休んだけど、葵が行けなくなってから、一年九か月経ったけど、幼稚園のお友だちは、葵のこと覚えてくれてるよ。幼稚園のお友だちは一年生だよ。葵のお友だちに会うと、「あおいちゃんは？　今日は、お空の上？　何してるの？」って、いつも声をかけてくれるよ。うれしいね。

豪（兄）は葵のピンクの時計を大切に持ってるよ。

颯（弟）は、今も、葵の分のおやつも買ってるよ。

見えなくても、いつも家族の中には葵がいるよ。いつまでもいっしょにいようね。

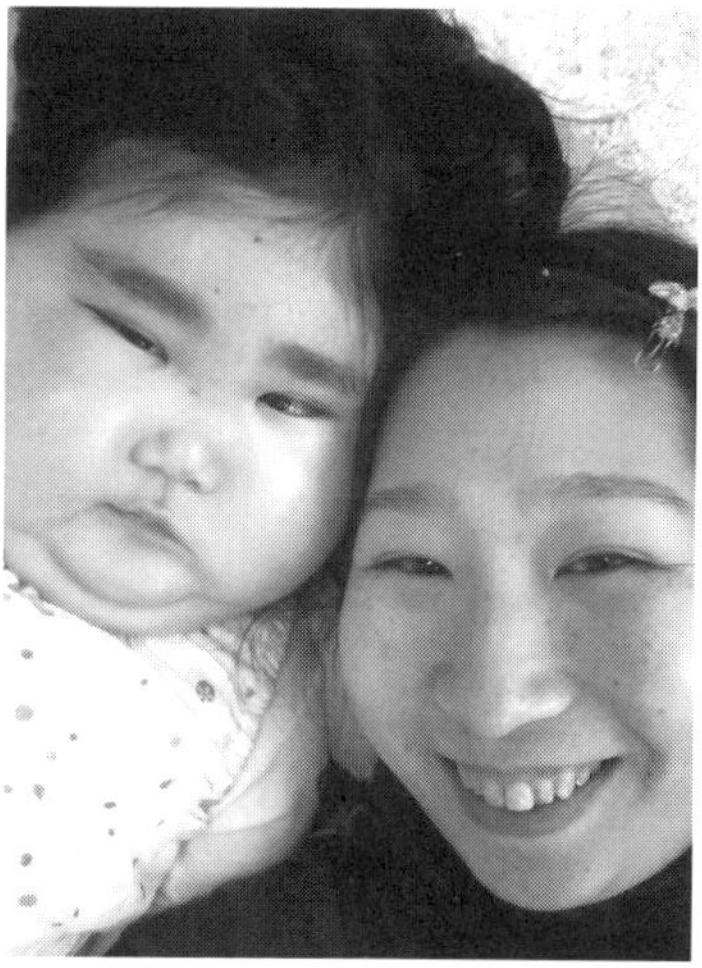

「今日のお散歩はどこ？」（6歳1か月）

余命宣告を受けた日

福本留美

享年八歳で天使となった尊《たける》の闘病生活は、つらいことばかりではありませんでした。絶望の中にも、たくさんの人たちに手を差し伸べてもらったと思います。

しかしながら、今振り返ってみると、尊の病気を知らされたと同時に余命宣告された、あの日が忘れられません。

尊の余命を聞かされる前の日のことを、今も思い出します。

私は生後二か月の娘を抱いて、主人に写真を写してもらっていました〔次頁、写真〕。そのころの我が家は、待望の女の子の誕生に幸せいっぱいでした。

当時九歳の長男の了《さとる》と六歳の次男の尊は、妹、心美《ここみ》の誕生をとても喜び、可愛がり、お友だちには自慢ばかりしていました。特に尊は、初めて自分がお兄ちゃんになれたことをとても喜んでいて、「ここちゃんはぼくが守る」とよく言っていました。

五人家族になったことを、私は本当にうれしく思っていました。

この写真を撮り終えた後、娘が寝たので、私はパソコンに向かいました。椅子に座り、パソコンを立ち上げると、気になることがあって、検索バーにそのことを打ち込みました。「六歳、男の子、ろれつ」。

実は、そのころの尊はときどき以下の症状がありました。

1　ろれつが回らないしゃべり方をする。
2　覇気がない。
3　目が虚ろ。
4　筆圧が弱い。
5　口元に力が入らないような笑い方。
6　よく転ぶ（怪我が多い）。

今考えると明らかにおかしい症状ですが、尊は毎日、元気に外で遊び回っていましたし、その夏は猛暑だったので、「夏バテ」ではないか？　と考えて、尊には早めに寝かせたり、時々休ませたりしていました。

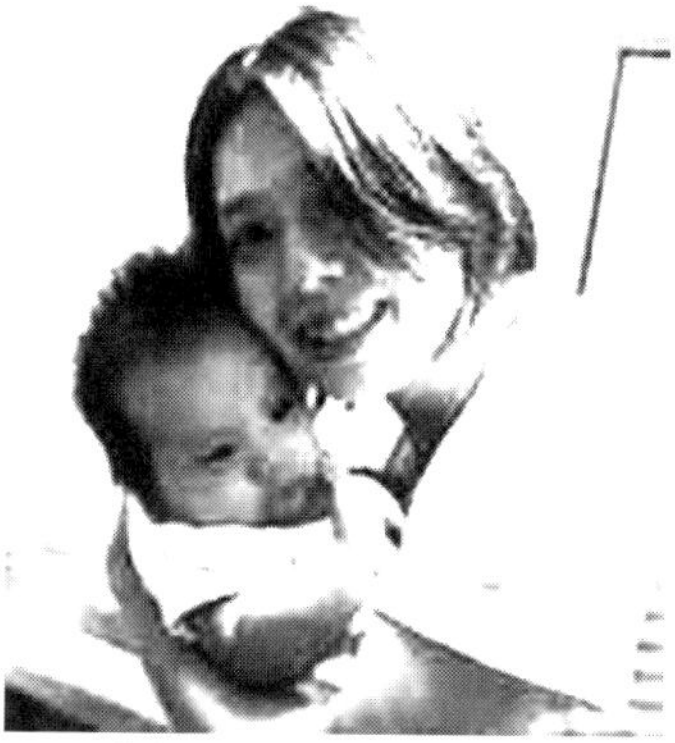
待望の娘（生後2か月）と

パソコンの検索結果が出てきて、見てみると、意外な文字が目について、一瞬「え？」と思いました。

「脳」

……脳？　私は尊の様子と脳が結びつかずにいました。しかし、検索結果には、脳や神経の病気のことがたくさん書かれていました。

私は、主人に言いました。

「明日、尊を病院に連れて行きたいんだけど……。」

次の日の朝。夏休みのラジオ体操があったので、私は子どもたちを連れて、家を出ました。グランドまでは五分ぐらいでしたが、尊はその間に三回以上転びました。私は、尊の様子が気になり、ますます目が離せなくなっていました。

尊は、走るお友だちについて行こうと一生懸命なのですが、足が追いつかない感じです。（なんで、もっと早く尊の異変に気がつかなかったんだろう……。）

下の子の世話に追われて、なかなか尊のことを気にかけてあげられなかったことを、私は悔やみました。（とにかく病院へ連れて行こう。）

自宅に戻ると、主人に理由を話し、下の子をお願いして、尊と二人で地元の総合病院へ行きました。

小児科の待合室で、尊はやはりだるそうな様子で、眠い、疲れた、と言っていました。

しばらくして名前を呼ばれ、私は尊といっしょに診察室へ入って行きました。診察室には、私服姿の医師がいて、「どうしましたか？」と聞いてきました。

私は以前からの尊の様子を伝えました。医師に話していると、だんだんと、尊は病気かもしれないという恐怖が襲ってきます。

医師は尊の顔を注意深く見ながら、首のあたりを触診したり、目の動きを確かめたりしていました。それから尊を立たせて歩かせたり、スキップさせたりしました。

尊はそこまではクリアしました。ところが、床に引かれた真っ直ぐな線の上を歩く、というのがどうしてもできません。足元がふらついて、どうしても倒れてしまいます。尊も「あれ？」と言って、何度もやり直しますが、できませんでした。

医師は私の顔を見て、何か言いたそうでした。

「歩き方が気になりますので……とりあえず頭部のＭＲＩを撮ります。」

待合室でだいぶ待ってから、尊の名前が呼ばれました。「お母さんだけ来てください」と看護師に言われ、尊をソファーに寝かせたまま診察室へ行きました。医師は、一枚のＭＲＩの画像を私に見せてくれました〔上、写真〕。

私はまず、うっすら写った尊の横顔に目がいきました。愛おしい我が子の横顔です。切なくて胸が詰まりました。

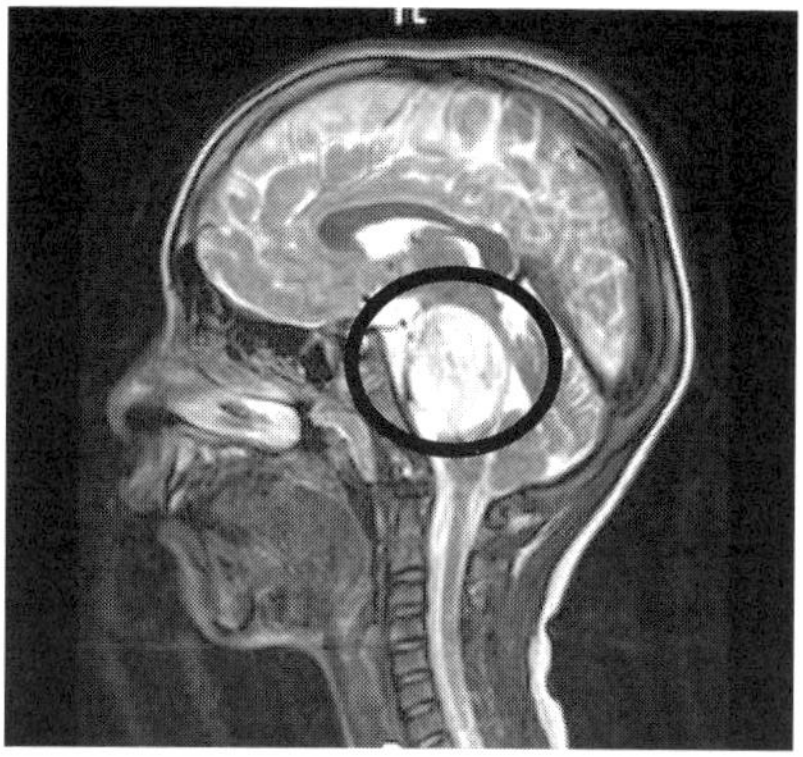

ＭＲＩ画像。中央の黒丸で囲んであるところが腫瘍部分。

それから次に、中央（白く丸く写っている部分）に目がいきました。

「お母さん、落ち着いて聞いてください。尊くんの頭の中には大きなオデキがあります。」

「……オデキですか。」

医師が画像の真ん中（脳幹部）を指し示しました。

「この部分は脳幹といって、運動や呼吸や発声をするのに必要な神経が集まっています。尊くんのは……かなり大きいのです。」

「……何という病気なんでしょうか？」

「いわゆる小児脳腫瘍です。ですが、場所が悪い……。」

私の背中が凍りつくように固まりました。どうしたら治るのか、早く聞きだしたい気持ちでした。

「手術でとれるんですか？」

「この場所は……手術できません。」

「じゃあ、どうすれば……。」

私は言葉を失い、医師も無言になり、しばらく沈黙の時間が流れました。

「お母さん、きょうは車ですか？」

「はい。」

「ぼくの知っている限りでは、日本で一番の医師がいる病院を紹介します。世田谷にありますが、今から連絡をとるので、尊くんと車で向かってもらえますか？」

あまりの急展開で、私の頭の中は真っ白になっていました。

こんな状態で、車の運転をできるのだろうか……。私が戸惑っていると、医師は、病院から救急車を出してくれる手配をしてくれました。

待合室に戻ると、尊がソファーに横たわっていました。私は尊のそばへ行き、できるだけ何でもなかったかのように伝えました。

「今から、お母さんと救急車に乗って、別の大きい病院へ行くことになったよ。」

「えー！　なんで？」

「ここの病院ではできない検査があるから、そこの病院で少し検査するみたい。」

「こうなるから、病院に行きたくなかったんだ……。」

尊は自分の体の異変に薄々気がついていたようでした。

「ちゃんと調べてもらったほうが安心だから、行こうね。」

それから私は看護師さんに尊を見てもらうようにお願いして、尊から離れた場所に急いで移動し、主人に電話しました。電話に出た主人は、待っていたかのように、「ずいぶん時間かかったね、あとどれぐらいで帰って来られる？」と聞いてきました。電話口から下の娘の泣き叫ぶ声が聞こえ、主人が手に負えなくなっている様子がわかりました。この時は、主人も午後からの仕事に行くつもりで、やきもきしていたと思います。

「あのね、落ち着いて聞いてほしいんだけど、尊、脳腫瘍だって。」

「え？」

主人の声色が変わりました。私は、要点だけ淡々と話すと電話を切りました。

待合室に戻ると、尊は「ご褒美アイスは？　食べるんでしょ？」と、しきりに聞いてきました。しかし、もうすぐ救急車が来るので、その場を離れるわけにもいきません。

「ごめんね、もうすぐ救急車が来ちゃうみたいだから……」

私はそう言った後、もしかしたら、この期を逃したら、尊はもう二度とここでアイスを食べることができなくなるのでは……と、なぜか妙に胸騒ぎがしました。

救急車が到着し、けたたましいサイレンとともに大急ぎで世田谷の病院へ向かいました。

紹介された世田谷の病院は、高度専門の医療と研究を行っている、国立の大きな病院でした。

そこで、私は数人の医師から同じ問診を何回か受け、尊はまたＭＲＩなどの検査を受けました。

この間、水分はとっていけないと言われていたので、尊は「きょうは最悪だよ」と泣きそうな顔で文句を言いながら、ＩＣＵへと運ばれて行きました。（今、一番つらく、不安なのは尊なんだ。）心がひきちぎられる思いでした。

夜に主人が来てから、担当医師に尊の病気の説明を受けることになりました。

主人を待つ間、私の胸は石のように固くなりました。下の子に母乳をあげる時間はとっくに過ぎていました。私は痛みに耐えきれず、トイレで搾乳をしました。

水洗トイレに白い母乳を流していたら、自分の不運が情けなくなり、大きな悲しみと不安が襲ってきました。なんでこんなことになってしまったんだろう。大声で泣きたい気持ちなのに、疲れ果てて涙が出ず、鼻から抜けるような声しか出ませんでした。喉はカラカラでした。

夜になり、主人が世田谷の病院に到着しました。

「脳腫瘍は良性？　悪性？」

「まだわからない。……でも大きいみたい。」

「そうか……良性と悪性はだいぶ違うらしいんだけど。」

それから、主人と私は、後に尊の手術をお願いすることになる医師に会いました。そして、その医師に案内され、パソコンが一台置かれた殺風景な部屋に通されました。医師は簡単な挨拶をしてから、真剣な表情で、言葉を慎重に選ぶように話し始めました。

「尊くんのお父さん、お母さん、これは現実なので、ショッキングなことですが、しっかり聞いて受けとめてください。」

（嫌な予感がしました。）

医師は小さな紙切れに、「脳幹部グリオーマ」と書きました。聞いたことのない病名でした。

「尊くんの病気は、脳幹部神経膠腫といって、脳幹にできる悪性の脳腫瘍です。脳幹は、生命維持に関わる神経が集まっていて、たとえば交通事故などでここがダメージを受けると、確実に亡くなります。

この病気に関しては、世界中で研究が進められていますが、治す方法がなく、この病気にかかった子どもは長くて二年と言われています。」

医師は紙切れに「1～2year」と書きました。

(尊の無邪気な笑顔が思い浮かびました。)

尊の腫瘍はMRIの画像で確認すると、非典型的で脳幹グリオーマでない可能性もあり、それも悪性だが、もしかしたら治療方法があるかもしれないので、腫瘍の生検手術を行う手もある、そんな内容の話をされました。私は震える声で、「尊には厳しい治療や手術のような怖い思いはさせたくありません」と伝えると、医師は「そんなこと言っている場合ではありません」と言われました。

主人は黙って聞いていましたが、改まった声で「海外旅行へ行ったりできますか?」と聞きました。尊が韓国へ行ってみたいと言っていたので、そのように聞いたのでしょう。

弱い放射線を三十回、少しずつ受けて、腫瘍を小さくすれば、病状も安定するため、普通の生活は送れる、とのこと。ただし、腫瘍は必ず再燃し、少しずついのちの時間が短くなっていくことを告げられました。

それから、抗がん剤の話や手術の詳細を聞きました。

すべてが夢であってほしい。次の日に、医師から「すべて間違いでした。尊くんの病気は治る可能性があります」と言ってほしい。頭の中はパニック状態でしたが、この現実が嘘であってほしいと願っていました。

部屋を出て、ＩＣＵの家族待合室に行くまでに、私は泣き崩れました。

「どうしよう……尊が……尊が……。」

主人に支えられながら、だれもいない家族待合室でソファーに座りました。主人が青ざめた顔で「神さまは……残酷だな」とつぶやきました。待望の娘が生まれたと喜んでいる私たちを、一瞬のうちに奈落の底に突き落とした神さまを、私たちは恨みそうでした。私はただただ泣きました。時間は夜の九時ごろで、窓の外には黒い研究室のような建物がそびえ立ち、空は灰色の雲に覆われて、遠くで雷が光っていました。すべてが悪夢のようでした。

主人が「尊にとってしてあげられることはすべてやろう」と言いました。

今考えると、この余命宣告の日が一番つらく、私の人生の中で最も真っ黒な時間だったと思います。そしてその時に思ったのは、本物の尊がこの余命告知の日に死んでしまったということです。なぜなら、この日を境に、私が見る尊は「生きていく尊」ではなく「死んでいく尊」になったからです。

病気が発覚したその日に、望みは絶たれ、尊の闘病生活がスタートしました。少しずつ尊の病状が進んでいくのを見るのはとてもつらいことでした。

しかし、当の本人は、神さまからの挑戦状を受けた挑戦者のように、最期まで一生懸命、生きるための戦いをあきらめませんでした。入院生活、生検の手術、放射線治療、大阪に引っ越してのＷＴ１ワクチンの接種、気管切開手術……ここには書ききれませんが、いずれの場面でも、尊のがんばりは、周りの人に清らかな感動を与えてくれました。

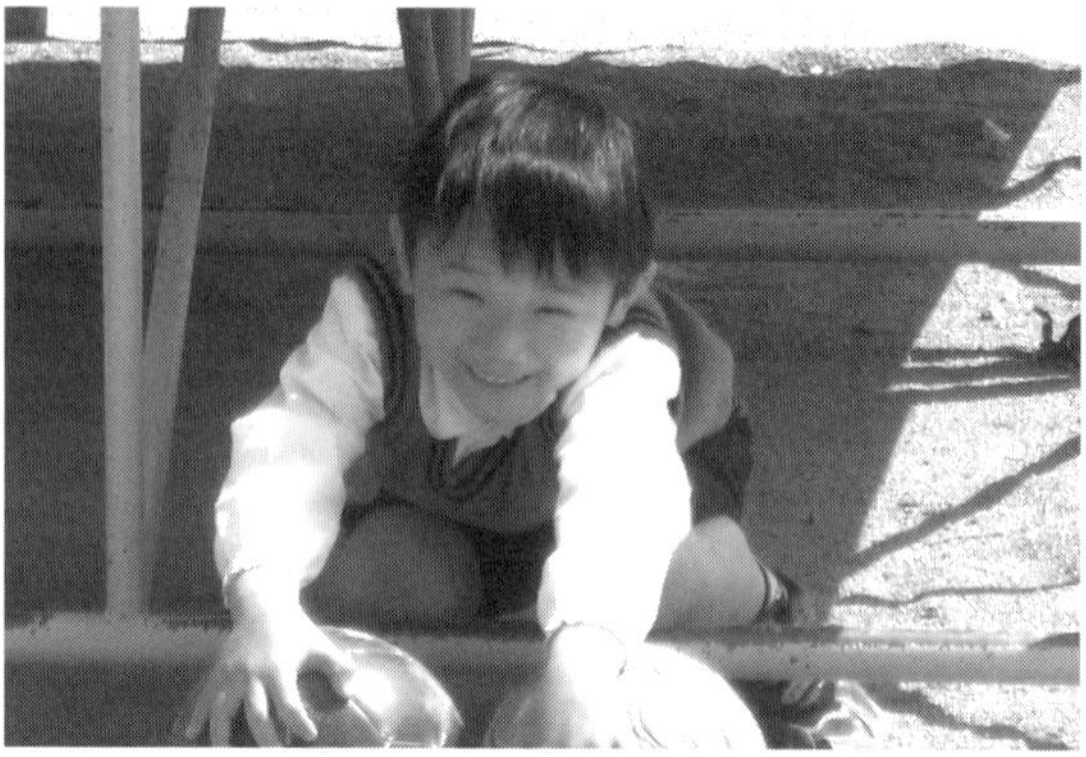

お兄ちゃんの入学式のとき、校庭にて（4歳）

そんな我が子を見ていると、私までこの子と同じ挑戦状を受けている気がしてきて、いっしょにがんばろうと思うことができました。

余命宣告から一年八か月後の二〇一三年四月二十日、大阪の淀川キリスト教病院こどもホスピスで尊は天使となり、天国へ旅立ちました。「絶望」のあの日のことは、今も時々思い出されます。しかし、尊は、その体をもって、私たちに生きる時間の貴重さを教えてくれたのだと思います。

家族旅行や自宅療養では、兄の了にも楽しい思い出をたくさん残してくれました。多くの人の心の優しさに触れ合えたことに感謝し、私の中に生き続ける尊とともに、これからもがんばりたいと思っています。

すーちゃんあのね

山川久子

あなたがお空の子になってから、二度目のお盆が終わりました。八月十三日に家族みんなで迎え火を焚きました。でも、ママは知ってるよ。前日にみんなでバーベキューしてたとき、すーちゃん、こっそり帰ってきてたでしょ？　ねーねといっしょに花火できたかな？

ねーねは春に一年生になり、ひらがなの練習をいっぱいがんばって、「せんせいあのね」という日記を書きはじめました。ママもまねっこして、「すーちゃんあのね」と、あなたが生きていたころのことや感じたことを書いてみようと思います。

散歩道

すーちゃんあのね。ママはこの間から初めて整体に通いだしたよ。

自分では肩が凝ってるって思ってなかったのに、先生が肩に触れたとたん、「うわぁ！　りっぱな肩をお持ちですね」だって。左肩が特にひどく凝ってて、何かずっと重いものを持っていたか聞かれたよ。

そのときはわからなかったけど、ふとあのころの風景がよぎったの。

ガンの治療で入院中、体重一三キログラムのあなたを左腕で抱き、右手で点滴台を押しながら、細く長い廊下を何往復もおさんぽしたよね。時には看護師さんとおしゃべりしながら、時にはお友だちのお部屋に遊びに行きながら。ベッドに戻るとママが帰ってしまうかもしれないから、すぐに病棟のドアを開けて外へ休憩に行っちゃうから、必死にしがみついて離れようとしなかったよね。廊下をただただ往復する、果てない散歩道がずっと続くと思ってた。

ガンの再発がわかり、ターミナル期となった春のころ。一時退院中に家族みんなでおさんぽに行きました。相変わらず抱っこ姫のあなたでしたが、ねーねやお友だちが走り回るのを見たのがうれしかったのか、自分から降りると言いだして、おさんぽを楽しんだね。ずいぶん痩せて歩くのもつらい時だったけど、草花やムシさんたちを追いかけながら楽しんだ春の散歩道。キラキラしたあなたの笑顔をずっと忘れないよ。

今は左腕の重みを感じることはないけれど、身体の深いところに眠っていたようです。整体の先生は、ちょっぴりすーちゃんと似ている頑固者の肩こりと格闘中です。あと少し、あなたへの気持ちに整理がついたら、左肩のコリコリもなくなるのかな？　もちろん肩の荷が下りても、いつも胸の中にはすーちゃんがいるからね。

寂しがりやのすーちゃんがママのところに来てくれたとき、「あー、肩こったー！」なんて言ってるかもね。ママはその時を楽しみに待ってるね。

宝物

すーちゃんあのね。すーちゃんが大好きだった折り紙やお絵かき、ママも大好きになったよ。

病院で抗がん剤の治療中、白血球が下がって、ほかの病気がうつるといけないので、クリーンカーテン（ベッド上で清潔な空気が出る装置）の中で毎日を過ごすことが多かったすーちゃん。ずっとベッドの上だったから、いつのまにか折り紙やお絵かきが大好きになったよね。保育士さんが保育に来てくれるのも毎日楽しみで、いろんな手遊び歌や工作をして遊んでくれました。それからパズルも大得意！　お友だちと競争して、難しいパズルもあっという間に完成させていたね。ねーねが今「うーん」と悩みながら、そのパズルで遊んでいるよ。

ママは最初折り紙がそんなに得意じゃなかったの。でも、本を見ながら二人でいろんなものを折って、いつのまにかママも折り紙大好きになっちゃった。作品をお友だちと交換したり、先生やスタッフの人たちにプレゼントしたりしてね。みんなすーちゃんの作品を宝物にしてくれたり、カウンターに飾ってくれたりしてとってもうれしかったな。

あなたがお空の子になってから、しばらく何をすればいいかわからず、呆然としていました。気づけば、ただ暇にまかせて一日折り紙を折っていたよ。病院に行けば、あなたに会える気がして、作品をもって病院に遊びに行ったりもしました。本当はあなたがいないとわかっているけど、行って少しみんなと話すと落ち着いて、でもやっぱりあなたがいなくて、さみしくて……。そんなことを繰り返しながら月日が過ぎました。

今ではずいぶんレパートリーが増えてきたよ。キャラクターの折り紙や季節ごとの作品をお世話になった病院に贈ったり、地域の人に教えたりしているの。病院のケースワーカーさんが、「すーちゃんが蒔いた種にお母さんがお水をあげてるみたいだね」って言ってくれました。ママすごくうれしかったな。すーちゃんがくれた種はみんなの宝物。大事に大事に育てていくからね。

生きている証

すーちゃんあのね。ママはねーねといっしょに「パステル和アート」というのを習い始めたよ。パステルという硬いチョークのような画材を粉にして、指でクルクルしながら絵を描くの。とても楽しくて、ねーねも一生懸命描いていたよ。お絵かき大好きなすーちゃんは、きっと素敵な絵を描くんだろうな。

今年の夏休みに、あなたと最後の日々を過ごした「こどもホスピス」に行きました。パステルの先生といっしょに、入院しているお友だちとパステル体験したよ。はじめはみんな「何が始まるんだろう?」ってキョトンとしていたけど、金網でパステルを削る感触が心地よかったのか、とてもイキイキ

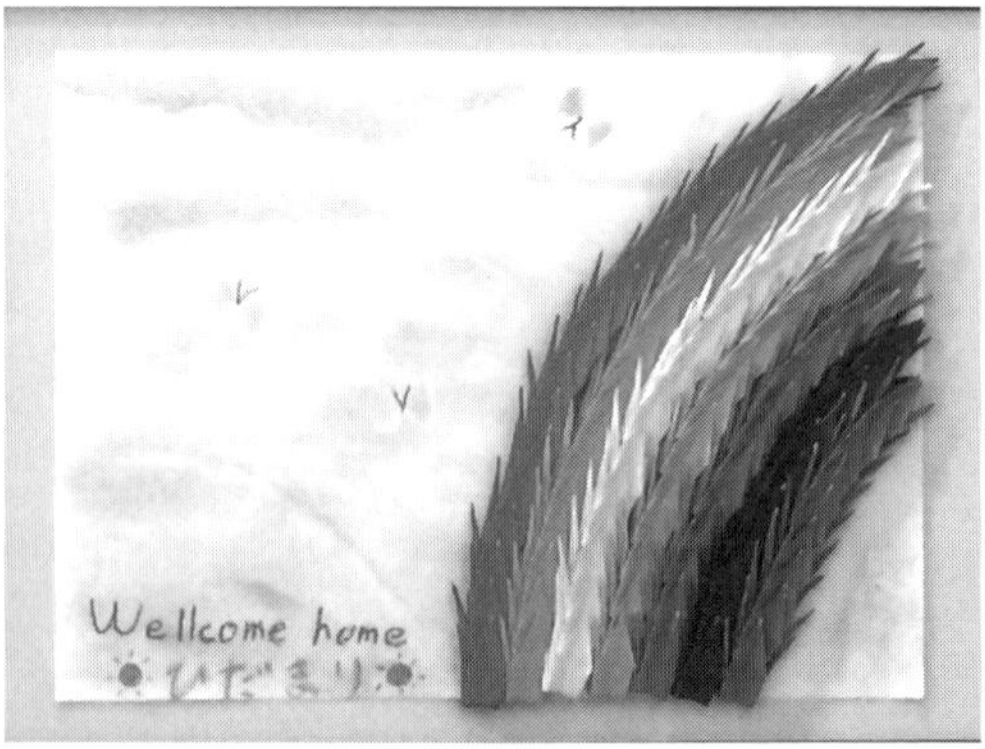

パステルアートと折り鶴で作ったウェルカムボード。この作品は、ホスピス病院2周年にプレゼントしたもの。

とした表情で、削っては描きを繰り返していたよ。

お友だちは大好きな青色を何度も選んで、手を真っ青に染めて夢中でカンバスに色を塗っていました。ママはとてもうれしくなって、「この真っ青なおてては、この子が生きている証だね」って、師長さんの前で思わず泣いちゃった。

どんな病気や障がいがあっても、「今ここで生きている」瞬間がある。ママはそのキラキラした生命に触れた気がしました。もしかしたらすーちゃんもそばにいて見ていたのかな？

お友だちは絵を描き終えると、満面の笑みを残し、赤いミニカーに乗って颯爽と走り去っていきました。すーちゃんが大好きだった赤いミニカー。もう後継者ができたんだね。

すーちゃんはお空の国でどんな絵を描いているのかな？　夢の中でこっそりママに教えてね。またみんなでホスピスに集まってパステル描こうね。

おひっこし

すーちゃんあのね。今日はすーちゃんの月命日だよ。あなたがお空の子になってからもうすぐ一年半経とうとしています。すーちゃんと過ごした日々がついこのあいだのことのようなのにね。

今日は月命日恒例のたこ焼きパーティーでした。ずっと在宅治療をしていて、月一回家族で週末にホスピスに訪れていたわが家。ホスピスでは毎回のようにたこ焼きパーティーをしていたね。看護師さんが焼いてくれるアツアツのたこ焼き、すーちゃんもねーねも大好きでいっぱい食べたね。その時以来毎月、月命日はたこ焼きパーティーって決めているの。

ホスピスに入院したときは、つらい治療から離れて、「ちょっと休憩しに来たの」とママと二人でよく言ってたね。ねーねはすーちゃん以上にはしゃいで、よく遊んでいたよ。病院に入院中、ねーねはばあばの家で私たちに会いたいのをずっと我慢して待っていたんだよ。面会に来ても病棟に入れず、窓越しにすーちゃんと面会し、待合室でひとりぼっちで待っていました。ホスピスに来て、家族みんなで病院にお泊まりできるのが本当にうれしかったんだね。

すーちゃんがもうすぐ私たちの前からいなくなってしまう。この事実をねーねにどうやって伝えようか。ホスピスにお世話になってから、先生や看護師さんといっぱい話し合いました。おうちでいつも神さまにパンパンとお祈りしていたので、「神さまのところにおひっこしする」と伝えることに決め、看護師さんが絵本を書いてくれることになりました。

〝すーちゃんはね、これから息をするのがしんどくなったり心臓トクトクの音がゆっくりになったりして聞こえなくなるかもしれない。そうなると、ねーねやパパ、ママがいる場所でいっしょに過ごせなくなるの。そのとき、神さまのおうちにおひっこしするよ。神さまのおうちでは、病気で痛いことやつらいことがなくなって、神さまがすーちゃんを守ってくれるよ。すーちゃんも神さまのおうちで私たちのことをみていてくれるから、みんなで神さまにパンパンしようね。〟

結局、この言葉を伝えることは間に合わず、あっけなくあなたは神さまのおうちにおひっこしをしていきました。夜中みんなが駆けつけるまでママのお膝に抱っこして、先生がずっと人工呼吸をしてくれていたね。みんなが来るのを待ってたんだね。到着したねーねに、すーちゃんがおひっこししたことを伝えました。はじめはキョトンとしていましたが、だんだん「すーちゃん死んじゃったね」「神さまのところにおひっこししたね」と淡々と自分に言い聞かせるようにつぶやいていました。

あれから一年近く過ぎ、「すーちゃんはいつ帰ってくるの？」という声も聞こえていましたが、かつてのすーちゃんの姿ではもう戻ってこないことを少し理解し始めたようです。でも、食卓には今でも四人分の食事が並び、お出かけの時もいつもいっしょです。

神さまのおうちにおひっこししても、すーちゃんがかけがえのない家族の一員なのはいつまでも変わらないからね。

ウインクした天使（あとがきにかえて）

娘は「網膜芽細胞腫」という眼の網膜にできるガンで二〇一三年（平成二十五年）五月十四日に亡くなりました。

右眼を全摘出した当初、私たちは義眼を作る予定でした。ちょうど今の時期ねーねと七五三の写真を撮る話が出たとき、義眼を作るのを早めてもらおうかと悩んでいる私たちに「いいじゃない、ありのままを撮ってもらいなさい。すーちゃんががんばっている姿を残すことも大切よ」と義母が言ってくれました。私はこの言葉に今でも感謝し、自信となりました。

通りかかる子どもたちはよく、「なあ、なんで片目ないの？」と聞いてきました。「あんな、おめめがイタイイタイだったから、先生に手術でとってもらったの。すーちゃんいっぱいがんばったよ」と説明すると、「ふーん」と言って、何事もなかったように去って行きます。親御さんは心配そうにこちらを見ておられましたが、素直に聞いてくれて、なんだかうれしかったことを覚えています。

すーちゃん、大人でも挫けてしまう治療をいっぱいいっぱいがんばったね。ねーねもパパもママもがんばったね。

じいじやばあば、病院やホスピスのスタッフの皆様、幼稚園の先生方、ご近所の方、そのほかお世話になった関係者の皆様のおかげで、すーちゃんは最期まで生き抜くことができたと思います。この場をお借りして深く感謝申し上げます。

もうすぐすーちゃんの誕生日。ウインクした天使は写真の中で、とびきりの笑みでピースしています。大好物がおせんべいと餃子という、三歳女子にしては渋い趣味のすーちゃん。生きていれば、もうすぐ五歳になります。

誕生日には大好きな餃子をいっぱい用意して待ってるから、またこっそり降りてきてね。家族四人でいっぱいお祝いしようね。

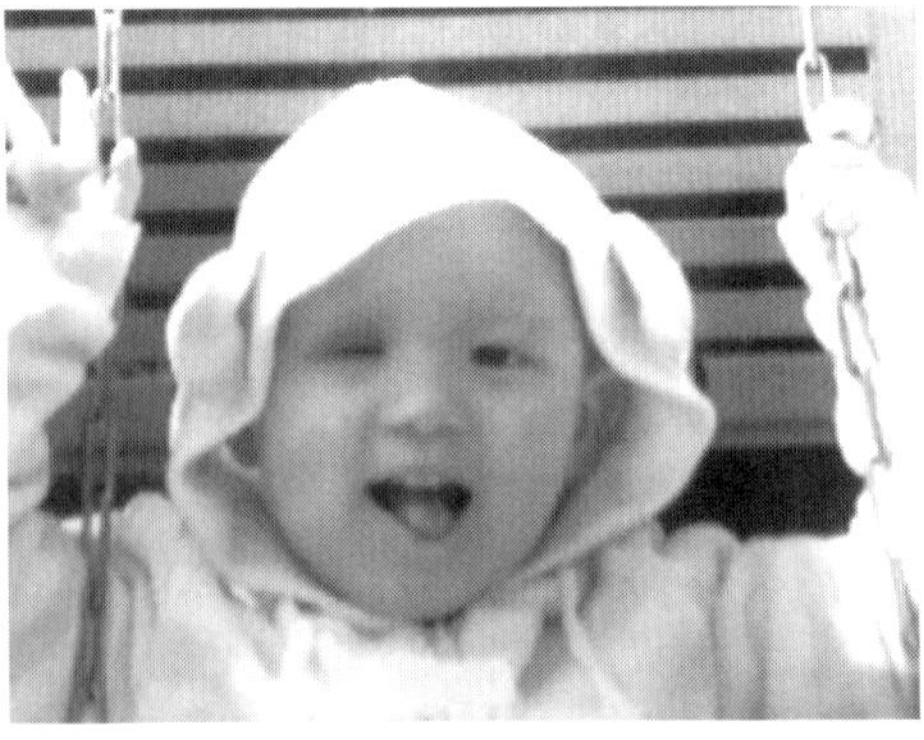
新しいパーカーを着て、お庭のブランコでピースサイン

子どもたちとの出会い

淀川キリスト教病院　こどもホスピス病棟看護課長　羽鳥裕子

「なぜ、この子なのでしょうか。」

がんの告知を受けたとき、ご両親はその病気の宣告に愕然とされ、嘘であってほしいと願ったと思います。がんの治療のため、ご家族の生活も一転し、きょうだいにとっても転校や、母親が子どもの治療に専念するため家族団らんの時間も取れなくなったりするなか、最愛なるお子さんのがんを治すために家族みんなで治ることを信じ、祈りが届くようにと最善を尽くされます。その願いが難しいかもしれないと告げられたとき、ご両親の心は折れそうになったと思います。

お子さんとの尊いいのちの時間をどう過ごしていくのか、ご両親は悩まれたことでしょう。治らなければ、せめて病気が進行しないように、今できる治療は続けてゆきたいし、一日でも長くいっしょにいたい。奇跡が起きてほしい。すべてが我が子を想う気持ちでいっぱいです。

こどもホスピスの紹介があった時もびっくりされたことでしょう。子どもになんて説明しようか、悩んだはずです。「ホテルみたいな所にみんなでお出かけするよ」と話したかもしれません。こどもホスピスは、すべてのがんのお子さんに開かれた場所です。積極的ながん治療をする場所ではありませんが、緩やかな治療を継続し、かかりつけ病院とも連携を取りながら、こどもホスピスを利用したいときに過ごすことができます。それで、まず、こどもホスピス病棟（以下、ひだまり病棟）について紹介します。

ひだまり病棟

ひだまり病棟はホスピス・こどもホスピス病院の二階にあります。エレベーターが開くと、お空の壁に大きな虹がかかっています。ひだまり病棟は、暖かいひだまりの中に包まれるやさしいイメージでつくられました。カウンターにはたくさんのぬいぐるみや手作りの折り紙が置かれ、子どもたちを歓迎しています。

こどもホスピスは「第二の家」として利用する方々の癒しの病院でありたいと願い、開設されました。家のように家族がいっしょに過ごせる、もちろん、きょうだいもいっしょに過ごせるようにお子さんにとってワクワクするような、うれしくなるような場所にしたい、とスタッフの思いが込められています。

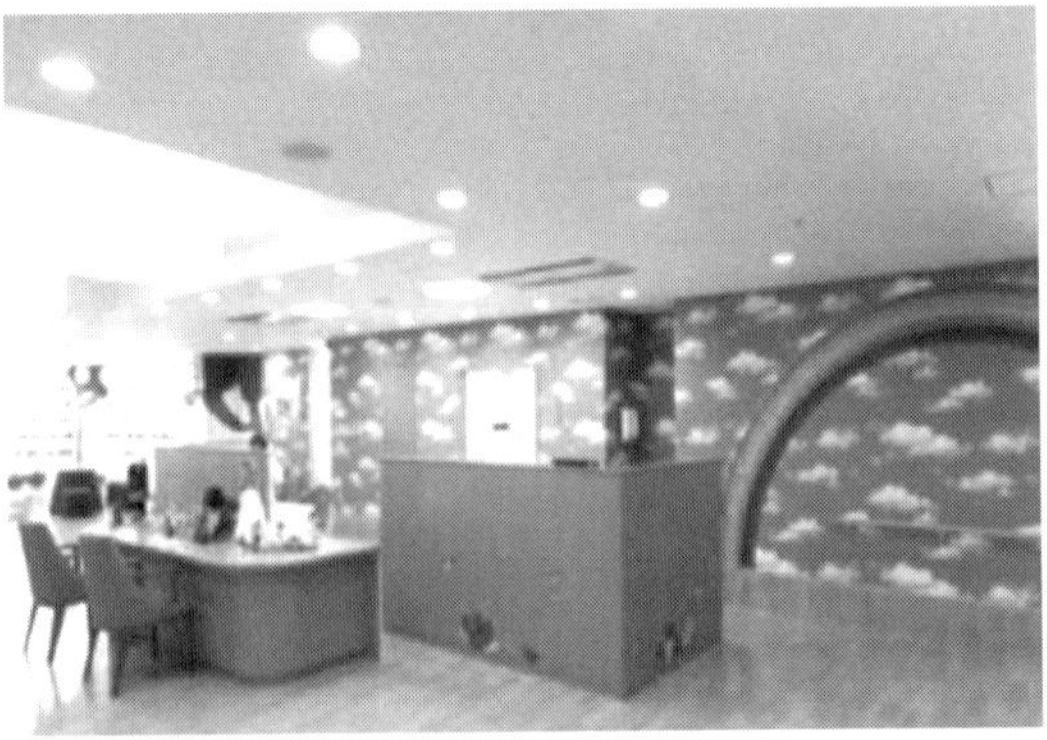

ひだまり病棟

廊下も広く、病棟内には「おそと」、「おうち」、「がっこう」の共有コーナーがあります。「おそと」のコーナーには赤い子ども用の自動車があります。「これ、乗っていいの?」入院するお子さんときょうだいが取り合いになるほどの人気です。ひだまり病棟には車の運転が自由にできる広いスペースがあります。「おそと」の壁はすべて落書きボードになっています。「えっ、書いてもいいの?」子どもたちは初めびっくりしますが、壁一面のボードに向き合い、楽しそうに好きな色を選びながら描いてゆきます。落書きコーナーはたくさんの方に利用してもらうため、一日経つと綺麗に消されます。子どもたちはだんだんと知恵を出し、描いたものが見つからないように、壁の角やカーテンで隠れるコーナーに描いていました。時には、日付を描いて、何日まで消してはならない、と書いてくれたお兄ちゃんもいました。

こどもホスピスは面会制限がなく、自由に外出も可能ですし、病院という安心感があります。きょうだいも病室だけでなく、こどもホスピスの広い施設内を自由に使用し、廊下でのサッカーやドッヂボール、車の運転も安全面を配慮しつつ可能にしています。窮屈な病院のイメージがないのが、ひだまり病棟の特徴です。

ひだまり夢企画への思い

ホスピスという言葉の響きには、どうしても大人のホスピスのイメージから終末期という印象があります。こどもホスピスは終末期のお子さんだけではなく、医療機関で治療中のお子さんも、治療の寛解期や合間にご家族いっしょに過ごすことが可能です。たとえば、週末外泊の許可が出て、自宅に帰るのが心配であれば、家族みなで過ごすためにこどもホスピスを利用することもできます。

少しでも多くのお子さんに利用していただけるように、夢企画を考案しました。お子さんの治療の合間や早い段階からこどもホスピスを体験できるプランです。ホテルのように家族みんなでお泊まりして、楽しい食卓を囲む。食事は栄養士が考案した、たこ焼きやお寿司、ロールサンドに串カツやサラダ、デザートを組み合わせたパーティー食があり、献立内容も個別に調整しています。

院内での過ごし方は、シアタールームでプラネタリウムや映画の鑑賞、パーティールームでのカラオケ、スカイガーデンでのプライベート花火やシャボン玉遊びなど多目的施設が無料で利用できます。ひだまり病棟では音楽会やたくさんのイベントもあり、きょうだいのお子さんもいっしょに参加できます。また、テーマパークへのお出かけなどの相談も受けています。お子さんとご家族がどのように過ごしたいか、主役であるお子さんの希望をかなえるように一人ひとりのお子さんの利用目的に合わせて支援していきます。

入院のお迎え

ひだまり病棟のお部屋はすべて個室で、ホテルのように家族みなでお泊まりできる広さがあります。壁紙は、ディズニーのキャラクターで子ども部屋のつくりになっています。ベッドや家具の配置も自由にコーディネートできます。少しでも過ごしやすいように希望を伺いながらラグを準備したりして、お子さんがお家のように過ごせる部屋づくりをしています。お母さんがお子さんといっしょに添い寝を希望する場合は、大きめのベッドを準備しています。

子どもが安心して過ごせるように、看護師がアイディアを出しながら入院の準備をします。お子さんの好きなキャラクターや色を事前に伺い、ウェルカムの飾りつけもしています。看護師は、ボランティアの協力も得ながら、少しでもお子さんの笑顔やご家族の安心に繋がるように思いを込めながら準備します。

時には、看護師は白衣ではなく、着ぐるみを着てお子さんを迎えることもあります。病院というつらいイメージではなく、楽しい場所に来たという第一印象をお子さんに感じてほしいからです。

ひだまり病棟にはたくさんの照明の灯りがあり、廊下の一角に灯りのコーナーを設置しています。灯りは動物や植物など子どもの好きな種類が豊富に揃っていて、暖かい光を放っています。入院した日にお子さんや家族に好きな灯りを選んでもらい、自分の部屋の入口やお部屋の中に飾っていただきます。

子どもたちとの出会い

◆あおいちゃんとの出会い

あおいちゃんは、こどもホスピスに初めて入院したお子さんです。一年前に病気が診断され、治療をがんばっていました。かかりつけ病院で定期的に診察を受けながら、自宅療養を続けていました。そんななか、こどもホスピスの紹介があり、四日間の体験入院でご両親、きょうだいといっしょに利用されました。

到着は午前十一時、昼食はパスタを、むせなくしっかり食べてくれました。午後からは楽しみにしていた海遊館へお父さんの運転で、家族みんなで外出です。

体験入院二日目は、メイク・ア・ウィッシュの方があおいちゃんの夢の実現のために面会に来てくれました。きょうだいは廊下や「おそと」でサッカーをして遊んでいました。お兄ちゃんは、「ここは広いし、遊べるし、あおいちゃんに会えるからいい」と言ってくれました。一般的に小児科の病棟は、治療が優先されるため、きょうだいの面会が制限されます。こどもホスピスは家族とともに過ごすことを大切にしているため、感染症などの疑いがなければ、家のように自由に過ごすことができます。午後から家族みんなで京都へ外出、京都動物園で楽しい時間を過ごしました。夕飯は「おうち」のコーナーで、たこ焼きパーティーです。栄養士がたこ焼きや串焼き、サラダなど家族みんなで楽しめるメニューを準備しました。ひだまり病棟は家族そろって食事ができるように、病室以外のコーナーを三か所準備しています。

三日目もあおいちゃんの希望で、家族そろって天王寺動物園に出かけました。あおいちゃんは「動物園に行きたい、ライオンとキリンのぬいぐるみを買いたい」とリクエストしていました。

四日目、退院の時間まで「おそと」の壁一面に皆でお絵かき。初めてのひだまり病棟は、あおいちゃんの希望を実現する家族団らんの一時でした。

お父さんは、「他の病院との違いに驚いている。延命を望んでいたが、そのことがあおいちゃんにとって良いのか迷っている。インターネットで脳幹部グリオーマの親たちとやりとりをしていて、最悪の病気だと思った。今は奇跡を信じたい」と気持ちを話してくださいました。

お兄ちゃんは体験入院中に「おうち」のソファーで、お母さんから妹の病状をお母さんの膝の上で聞きました。お兄ちゃんは目にいっぱい涙を浮かべ、お母さんの言葉にうなずいていました。お母さんはお兄ちゃんに、「あおいちゃんは頭に病気があること。お薬が効かなくなったら、あおいちゃんに会えなくなってしまうこと。だから、あおいちゃんに優しくしてあげてほしい」と話されました。その後、お兄ちゃんは、「あおいちゃんはぼくが守ってあげないとだめだから、優しくするねん」と言っていました。

二回目の利用はお父さんも有給を取り、きょうだいは春休みで家族いっしょの利用でした。

あおいちゃんは自分で痰がうまく出せず、ときどき吸引器で取るようになりました。言葉が思うように言えない時もありましたが、あおいちゃんの意思を確かめながらケアをすすめました。痰に対しても「取る。がんばる」と、あおいちゃんの吸引の希望を確認しながらすすめました。飲み込みもしんどい状態でしたが、テモダール（抗がん剤）をがんばって服用していました。りんごジュースやお薬ゼリーでどうにか飲んでいました。

五歳のあおいちゃんはしっかり自分の病状と向き合っていました。あおいちゃんは三人きょうだいの真ん中です。お父さんは、あおいちゃんがいるからきょうだいがまとまっていた、家族の要の存在であると話してくださいました。

ご両親には、あおいちゃんのいのちは二〇一三年三月までは難しいと告知されていました。こどもホスピスでは、入院中のあおいちゃんの状態を考え、最期の時にあおいちゃんに着せたい洋服の説明をしていました。四月に入り、お母さんは「もしもの時、おうちに帰る時の服を買ってきました。パパは悲しくなる前に買っておこうと言ってくれました。でも、五月が迎えられたら、この服はお出かけ用にして、また新しい服を買うことにします」と言っていました。

あおいちゃんの病状は徐々に進行し、経口摂取が厳しくなり、食事をペーストやとろみをつけるなど工夫をしました。以前から、かかりつけの病院からも経鼻栄養（鼻からチューブを入れての栄養）の説明を受けていました。誤飲の可能性が出てきたため、経鼻栄養の相談をお母さんに伝えました。けれども、「食事がこの子にとっての最大の楽しみです。なんとかもう少し食べさせたい」というお返事でした。お母さんの思いが熱く、私たちの心を打ちました。今まで病気と闘ってきたあおいちゃんにとって、食事を味わう楽しみは生きる力にもなっていました。栄養士と相談しながら、食事の形態をこまやかに調整してゆきました。誤飲のリスクがあるため、外出の時に備えて、お母さんに痰吸引と携帯用酸素の指導も始まりました。

三回目の入院は、あおいちゃんの六歳のお誕生日でした。あおいちゃんはスタッフが準備した大きなくす玉を引っ張り、看護師からのプレゼントを受け取りました。

お母さんは、「食べさせることをやめさせて、チューブにしたら、がっくり元気がなくなると思う。今は、食べること、お出かけすることが励みになっているので、食べさせるのは今のままでいいと思う」と言い、あおいちゃんは本当に前向きにがんばっていました。

「今度は環境ポスターに応募する絵を描くと言っています。こどもホスピスに来るまでは、何かしたいと言ったことがないし、気力もなかった。今はどこに行きたい、おしゃれしたい、あれ食べたい、いろいろな欲求があって、本当にすごい。」

ご両親もスタッフも、精いっぱい生きているあおいちゃんに感動していました。あおいちゃんは、平日はお母さんと過ごし、週末は家族全員でこどもホスピスで過ごすという生活が続いていました。あおいちゃんのお出かけは、ほぼ毎日でした。あおいちゃん専用の車椅子で酸素吸入しながら外出することも多くなりました。お母さんの言葉、「一月のことを思ったら、ひな祭りも難しいと思った。半袖の服ももう着られないと思っていました。うれしいです」。

六月を迎え、準備していた洋服を来て、お出かけです。七月の洋服も、お母さんは思いを込めて準備されました。

七月に入り、あおいちゃんの呼吸や、食事の飲み込みがさらに弱ってきました。お母さんの言葉、「やっぱりボーとしています。いよいよ来たかと覚悟はできています。少し動揺します」。

そんななか、あおいちゃんの乳歯の前歯がグラグラし、歯が痛いと訴えがありました。あおいちゃんに相談し、歯科の先生に往診に来ていただきました。先生から抜歯をするためにお注射することを説明され、あおいちゃんはその説明にしっかりうなずきました。あおいちゃんは全く痛いと言わず、歯科の先生から「我慢強い子やね。びっくりした」と褒められました。初めて抜歯した歯を袋に入れてもらい、大事に持っていました。その日は牛丼のペーストを美味しそうに食べていました。

あおいちゃんの意識状態には波がありました。ボーとすることもありましたが、反応の良い日には、プール遊びの話が出ました。こどもホスピス初の水遊びで、水が七〇〇リットルも入る大きなプールがスカイガーデンに準備されました。あおいちゃんは車椅子で移動し、浮き輪をつけてプールに浮きました。お母さんや弟もいっしょにプールで水遊びです。あおいちゃんの感想は、「もっと大きなプールで浮いてみたい」でした。

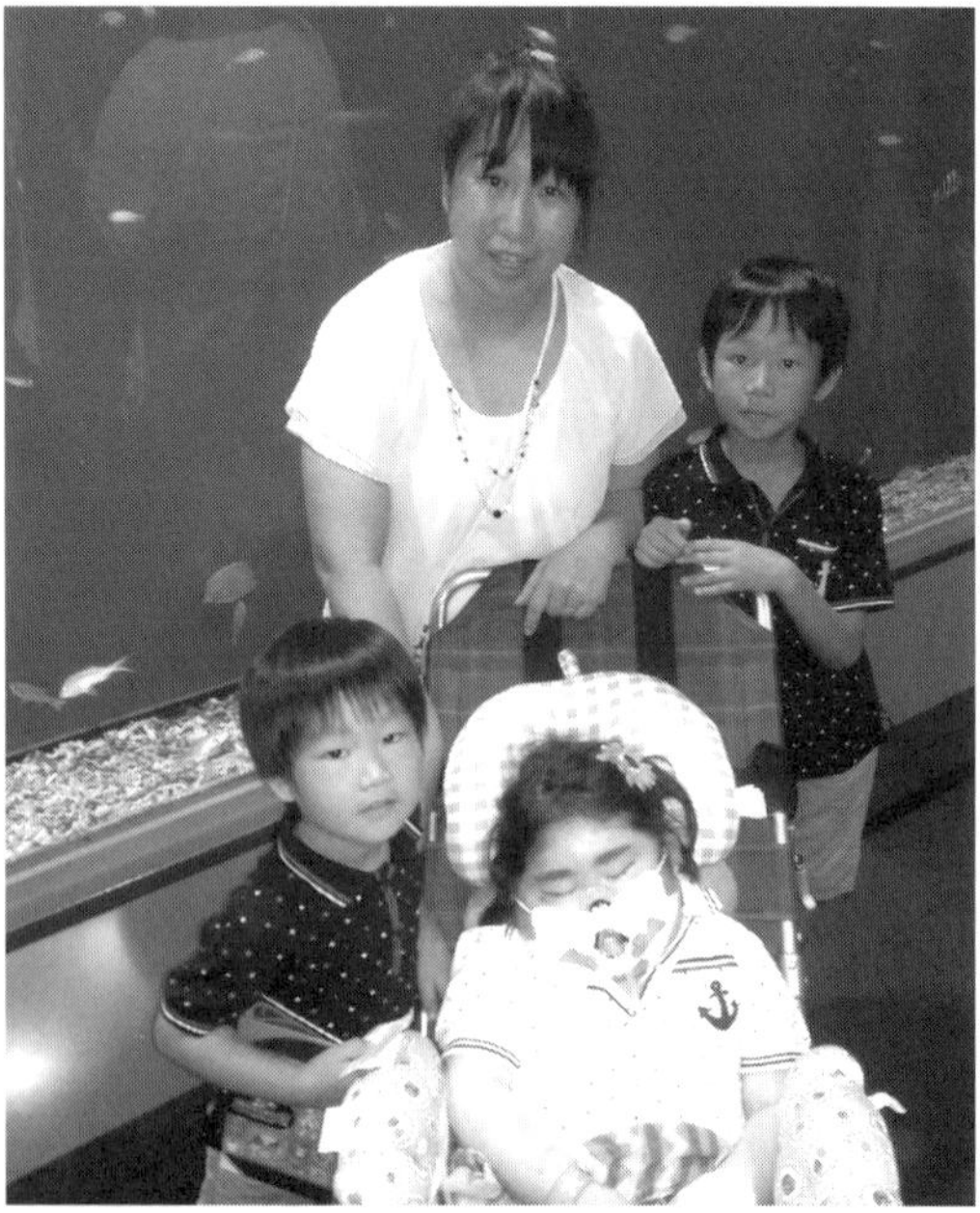
最後のお出かけ。そして、葵ちゃんの最後の写真

徐々にとろみをつけたお茶もむせるようになり、誤嚥のリスクが高くなってきました。食べる時は必ず看護師に連絡してもらい、いつでも吸引できるように準備しながら食事を摂るようにしていました。

そして、さらに意識レベルが低下し、医師からも旅立ちの日が近づいていることが告げられました。

お兄ちゃんは、あおいちゃんのベッドに添い寝し、弟は、「あおいちゃんが冷たい時は、ぼくが温めてあげるねん」と言って、自分の足をあおいちゃんの足に当てて温めようとしていました。両親ともに「気持ちの準備はできています」、「海遊館に行けたらいいな。最後のチャンスだと思う。きょうだいのためにも行きたいです」との申し出があり、家族で話し合い、あおいちゃんと家族の最後の思い出づくり、看護師も同伴し、約三時間の海遊館への外出が実現しました。

翌日、あおいちゃんは家族に囲まれ、眠るように逝かれました。

◆たけるくんとの出会い

たけるくんは治療のため、家族全員で大阪で生活していました。病気の進行が早くて急変し、人工呼吸器の使用が始まりました。家族といっしょに過ごしたいと希望され、こどもホスピスに紹介されました。

たけるくんの余命は二、三か月と告知されていました。たけるくんとお兄ちゃんへは、「家族で泊まれるホテルに行く」と、こどもホスピスの説明がありました。家族からは、痛みや苦しみがないようにしてほしい、気持ちが穏やかで、恐怖心を少なくしてやりたい、可能なら外に連れて行きたいし、お風呂にも入れてあげたい、とたけるくんのケアについて具体的な希望が出されました。

たけるくんとのコミュニケーションは、ホワイトボードに書きながら、たけるくんが左手でイエスはパー、ノーはグーで確認してゆきました。妹が幼いためお母さんの手助けにおばあちゃんも協力してくださいました。おばあちゃんは、「この子が心配で、心配で、可愛くてしかたがない」と、家族ともローテーションを組んで、たけるくんが寂しくないように付き添いをしておられました。おばあちゃんが「お母さん、きょう来るよ」とボードに書いて見せると、たけるくんは眼を丸くして喜ぶ表情です。たけるくんの聴力は徐々に弱っていきましたが、ボードで書いた内容には反応してくれました。特に興味のある時は、眼を大きく見開き、表現してくれます。

初めてのお風呂は人工呼吸器をはずし、蘇生バッグを使用しながら入りました。ボードに「お風呂気持ち良かった」と看護師が聞くと、眼を開いて左手をパーにしてくれました。

たけるくんの希望を聞きながら、ほぼ毎日、スカイガーデンにベッドのまま出かけました。ガーデンの感想を「またお外に行きたい？」とボードに書いて尋ねると、手を大きくパーとしてくれます。たけるくんはサッカーが好きで、ポジションはゴールキーパーでした。スカイガーデンでボールを見せると、眼を大きく見開いてくれました。サッカーボールを蹴るようにたけるくんの左足にボールを当てると、自分で少し動かそうとしました。家族が揃ったときは皆で、スカイガーデンでシャボン玉をしたり、飛び交う飛行機を見たりして外の風に当たりました。

たけるくんはお兄ちゃんが大好きです。お兄ちゃんも学校がない週末に面会に来てくれました。初め、お兄ちゃんは人工呼吸器をつけているたけるくんのそばに来るのをためらっている様子でした。お兄ちゃんにとって人工呼吸器を付けている弟の姿を受け入れるのに時間が必要だったのでしょう。

家族から、たけるくんのために「何か食べられないか」と相談がありました。家族には、少しでもお子さんの喜ぶことをしてあげたいという気持ちがあります。医師から味覚を楽しむ程度ならと許可が出ました。またお母さんから「一日一回は外の風、空気を吸わせてあげたい」と希望がありました。

　こどもホスピスのイベントにもたくさん参加しました。把瑠都をはじめ相撲力士が数人慰問に来てくださいました。初めて間近に見るお相撲さんはとても大きく、たけるくんは大きく眼を見開き、左手をパーにして、ご家族もたいへん喜ばれました。お兄ちゃんも徐々にたけるくんのそばに来られるようになりました。お母さんからお兄ちゃんをたけるくんと添い寝させたいと相談がありました。いっしょにパソコンでお笑いを見せたいと提案があり、さっそくお父さんがパソコンを準備し、聴力が弱くなっているたけるくんのためにイヤホンを最大の音量にしました。お兄ちゃんはたけるくんと同じベッドに入り、同じ目線で同じお笑いを見ていました。「聞こえる？　見える？」の問いにパーと答えます。

　お母さんから飴を食べさせたいと希望があり、ぶどう味の棒付き飴をお兄ちゃんといっしょにベッドに横になりながら頬張りました。お兄ちゃんの表情にも、たけるくんと過ごせる楽しさが戻ってきました。家族の大切な週末の時間が続きます。

　看護師がたけるくんに「今、食べたいものある？」と尋ねると、パーと返事。「冷たいの？　温かいの？　酸っぱいの？　甘いの？」と一つひとつ聞いてゆくと、甘いでパーの答え。「アイス、ゼリー、プリン、飴」の順で聞いてゆくと、アイスでパー。さっそくおばあちゃんにチョコレートアイスを買ってきてもらい、お母さんが来てからチョコレートアイスをガーゼに包み、たけるくんの口に含ませました。「飴の時と表情が違う気がする、飴の時はそんなに口を開けることがなかった気がする」とお母さんも驚かれます。「チョコレートの味、わかる？」、パーの返事。

ある日、お父さんがスカイプを接続し、自宅とパソコンでテレビ電話ができるようにしてくれました。自宅にいるお母さんが、お兄ちゃん、妹がパソコンから手を振る。「聞こえるか、見えるか?」の問いに、大きくパーと答える。

こどもホスピスに来て一か月が過ぎ、病状が少しずつ進み、痙攣の症状も出てきました。スカイガーデンに行っても、傾眠傾向があり、すぐ閉眼することが多くなってきました。

家族に残り時間が少なくなっていることが伝えられ、お兄ちゃんにも弟の病気が進んできていることが告げられました。お兄ちゃんは病室に戻ると、たけるくんのベッドに入り、たけるくんを頬ずりしながら抱きしめ、「たける~」と名前を呼んで泣いていました。お母さんは、「泣いてスッキリすると思います」と、お兄ちゃんの背中を優しくさすってあげていました。しばらくしてお兄ちゃんにも笑顔が戻り、たけるくんのベッドを押しながら、皆でスカイガーデンへ行きました。

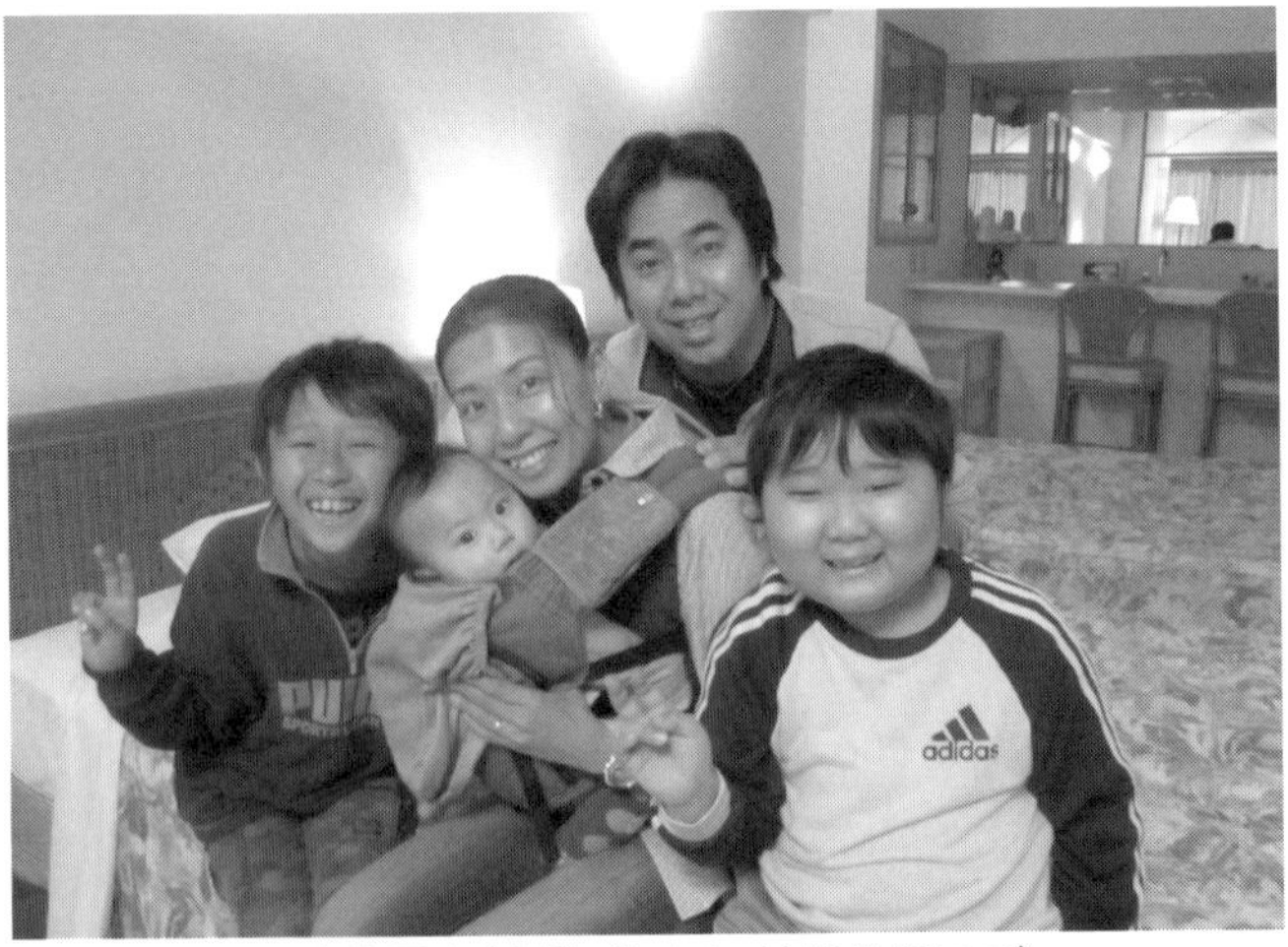

家族写真(右端・尊くん、沖縄旅行にて)

三月、学校から校長先生、教頭先生、担任の先生が来られ、両親、兄、妹が見守るなか、たけるくんの終業式ができました。たけるくんも眼を開けて覚醒している様子でした。

たけるくんのお風呂は、お父さん、お母さん、お兄ちゃんもいっしょにお手伝いすることもありました。みんながたけるくんのために今できることを精いっぱいしていました。

春休みに入り、お兄ちゃんもたけるくんといっしょに過ごす時間が増えてゆきました。家族いっしょに食卓が囲めるように、たこ焼きパーティーを栄養士に準備してもらいました。「おうち」のコーナーで楽しい昼食の時間、たけるくんのベッドを移動し、家族みんなで食卓を囲みました。たけるくんは食べることはできませんが、お兄ちゃんはたこ焼きをたけるくんの口元に持ってゆき、香りを楽しませます。お兄ちゃんは「最高だね」とうれしそうでした。おばあちゃん「たけるも、たこ焼き大好きだったね」と、みんなが笑顔の時間でした。

翌日もスカイガーデンへ。お兄ちゃんは同じベッドに入り、「ずーといっしょやぞー、たける大好き」とスカイガーデンでの時間を楽しみました。

たけるくんの状態は緩やかに進んでいき、お兄ちゃんの誕生会も家族みんなでお祝いすることができました。「おうち」のコーナーは、お兄ちゃんの誕生日を祝うため、スタッフが飾り付けを行い、両親から手作りのカードが渡されました。お兄ちゃんも「すごいうれしい」と喜んでいました。

一週間後、家族に囲まれ、たけるくんはみんなに抱きしめられながら逝かれました。たけるくんは、こどもホスピスで初めて看取らせていただいたお子さんです。

◆すずかちゃん（すーちゃん）との出会い

すずかちゃんは、かかりつけ病院を定期的に通院しながら、病気の治療をがんばっていました。こどもホスピスがどんな所なのか体験したいと希望し、一泊の体験入院で来てくれました。できるだけ家で過ごし、最期はこどもホスピスを利用することも考えたいとお母さんは話しておられました。

お母さんに付き添われ、すずかちゃんは初めてのひだまり病棟へやや緊張した表情で入って来ましたが、病室の飾りやディズニーの壁紙を見て、笑顔になりました。お母さんといっしょにひだまり病棟を見学していると、赤い子ども用の車を発見。すずかちゃんは、車を自分で運転し、楽しい時間を過ごしました。夕食は、お父さん、お姉ちゃんも揃って「おうち」で、たこ焼きパーティーです。その夜は、家族の希望に添い、看護師のラウンドを控え家にしてゆっくり過ごしていただきました。

二回目の利用は、家族みんなで過ごす週末三日間の入院でした。すずかちゃんは歩行もしっかりしており、食欲もありました。お母さんは、「覚悟はできています。いつ急変してもおかしくないと言われています」と言っておられました。お姉ちゃんの幼稚園もあるため、できるだけ家で過ごすことを希望されました。

こどもホスピスの入院には、家族にとって週末ホテルのように泊まる楽しさがありました。お母さんの言葉、「お姉ちゃんもすごく喜んでいます。私も息抜きできます」。すずかちゃんもお姉ちゃんといっしょに車を運転し、伸び伸びとひだまり病棟を走ったり、病室のラグにすわって、機嫌よくビデオを見たり、楽しい時間を過ごしました。夕飯は、ご希望で二回目のたこ焼きパーティーです。すずかちゃんの食欲はあまりありませんでしたが、お母さんは、「家族で同じものを食べるのが大事なんです。すずかも自分だけ違う食事だと嫌がると思います」と、家族で過ごす思いを話されました。翌日は、シアタールームや「おそと」のコーナーで自由に過ごします。

薬がなかなか飲めない時もあります。お父さんに抱っこしてもらいながら、お母さんが何度か薬を口に持っていくのですが、少し口に薬がつくと、顔を歪め、「いやっ」と横を向きます。看護師もいっしょに説明し、嫌がりながらもがんばって薬を飲みます。お母さんは、すずかちゃんが「いや」と言ったら絶対に聞いてくれないので、少しでもすずかちゃんのテンションをあげようと家でも工夫していました。家ではきょうだいげんかも普通にするし、すずかちゃんが泣いてしまうと、お母さんも大変になってきます。お姉ちゃんにも妹の病気について話をしないといけないと考えていました。

三回目の利用は連休もあり、六日間の入院希望でした。お母さんの言葉、「家族とゆっくり過ごしたいので、来ました」。かかりつけ病院で十日前に髄注（抗がん剤を髄膣内に注入すること）してから食欲がなく、家で過ごすため、経鼻栄養チューブが挿入されていました。鼻の注入が嫌で、二〇〜三〇ミリリットル栄養剤を入れると吐いてしまいます。お母さんの言葉、「目の前で吐いている子どもたちのことを見てきたこともあるかもしれない」。口から食べるのが難しくなり、経鼻チューブから栄養の注入ができれば、家での生活が可能になっていました。お母さんにはチューブを嫌がるすずかちゃんに無理矢理はしたくないという気持ちがありました。すずかちゃんにとって望ましい方法は何か。かかりつけ病院の医師からは、治療をやめると病気が進行するという説明があり、ご両親も、すずかちゃんにとっ

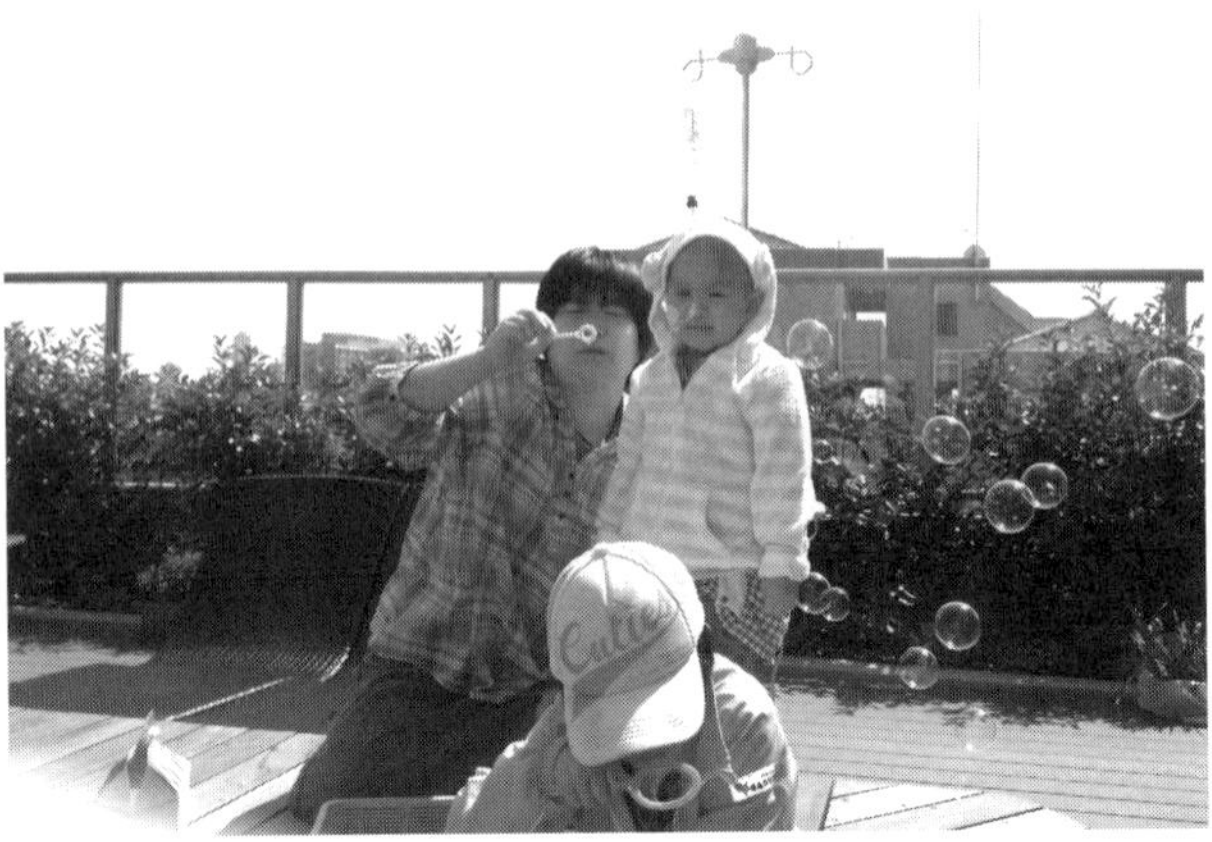

2013年春、スカイガーデンで大好きなシャボン玉遊び。
つらい時期の中、いい笑顔でした。

てつらくない方法を考えて悩みました。そんななか、家に帰ることを目標にするより、こどもホスピスで元気に過ごして、口から足りない分を点滴で補ったほうが良いのではないかと迷いもあったということです。お姉ちゃんにも病気の説明を春休みに伝えようとタイミングを伺っていました。一日自宅で過ごし、今後の治療のために、翌日からかかりつけの病院に入院しました。

四回目のこどもホスピス入院。すずかちゃんには点滴の管が入り、経鼻チューブとの併用でした。

お父さんとお母さんは、五歳のお姉ちゃんに病気のことをどう話すかを考えていました。お父さんの言葉、「きょうはすずちゃんの状態について話をしました。お姉ちゃんは『大丈夫、すずかは治る』と言って、それ以上は話ができませんでした」。

看護師も少しでも手助けができるようにご両親の希望を確認してゆきます。ご両親は「神さまの家に引っ越しをするよ」と伝えることを考えていました。少しでもご両親がお姉ちゃんに伝えやすいように、お二人の意見も入れて看護師の作った絵本を渡し、文章などはお母さんの言いやすいように変えてもらうことにしました。お母さんの言葉、「お姉ちゃんには、楽しんでいいよ、甘えていいよと伝えないといけないと改めて思う。この文章だとびっくりするので、一つずつ区切って時間をかけて話そうかな。お姉ちゃんもがんばっていると伝えてあげたい」。

退院が近づきます、すずかちゃんの活気がないので、家に帰れるかお母さんは不安でした。定期的に髄注の治療をかかりつけ病院で継続するのか迷っていました。ご家族は、今後のすずかちゃんの状態によってはこどもホスピスを中心にして、ときどき家に帰る選択も考えていました。ご両親の言葉、「すずかちゃんが帰れる時間は、今回が最後のチャンスだと思う。元気がなくなったら、ここで見てほしい」。お母さんの言葉、「すずかは、この点滴をすれば元気が出ると思っていたのに、元気が出ないことにショックを受けている」。すずかちゃんは元気がなく、お母さんに抱っこしてもらいながら過ごしていました。明日は一旦退院し、かかりつけの病院の診察に備える予定でしたが、夜中にすずかちゃんの病状が急変しました。

お母さんに抱っこされながら、お父さんとお姉ちゃんの到着を待ちます。お姉ちゃんが到着すると、お母さんは、お別れが近づいていることを話します。お父さんもすずかちゃんを抱っこしながら、最期のお別れをしながら涙が溢れてきます。家族に見守られ、すずかちゃんは安らかに逝かれました。すずかちゃんの枕元には、幼稚園のお友だちや先生から届けられた千羽鶴が静かに置かれました。

すずかちゃんが亡くなられてから、ご家族がこどもホスピスを訪ねて来られました。お姉ちゃんの将来の夢は、こどもホスピスの看護師さんになることである、とお母さんが教えてくれました。お姉ちゃんにとって、こどもホスピスで過ごした時間は短かったのですが、お姉ちゃんの心にこどもホスピスで過ごした思い出がしっかりと生き続け、新たな希望へと繋がっていることをうれしく思いました。

子どもたちに感謝

子どもたちと出会って、子どもたちのいのちに向き合って、私たちはたくさんのことを教えていただきました。小さい身体でこんな大きな病気を抱えてがんばってこられたのは、一番にご家族の愛の支えがあったからです。そして、病気と向き合ってきたお子さんの生きようとするいのちの素晴らしさに感動しました。

「ここに来ると会えるような気がする」と、こどもホスピスでお子さんを亡くされたご家族がときどき訪ねて来られます。ひだまり病棟には、お子さんが精いっぱい生き抜いた時間があります。お母さんの思い、お父さんの思い、そしてきょうだいの思い、祖父母の思い、親戚の方の思い。がんの病気が治る願いはかなえられませんでしたが、ご家族といっしょに精いっぱい生き抜いた日々を、私たちは大切にしてゆきます。子どもたちは、私たちの心の中にも永遠に生き続けます。私たちは、お子さんの生きたいのちの輝きを大切に守ってゆきます。永遠に。

こどもホスピス ワンコインプロジェクト

同意・協力してくださる方々を求めています！

～こどもたちに明るい光をもたらすことができますように～

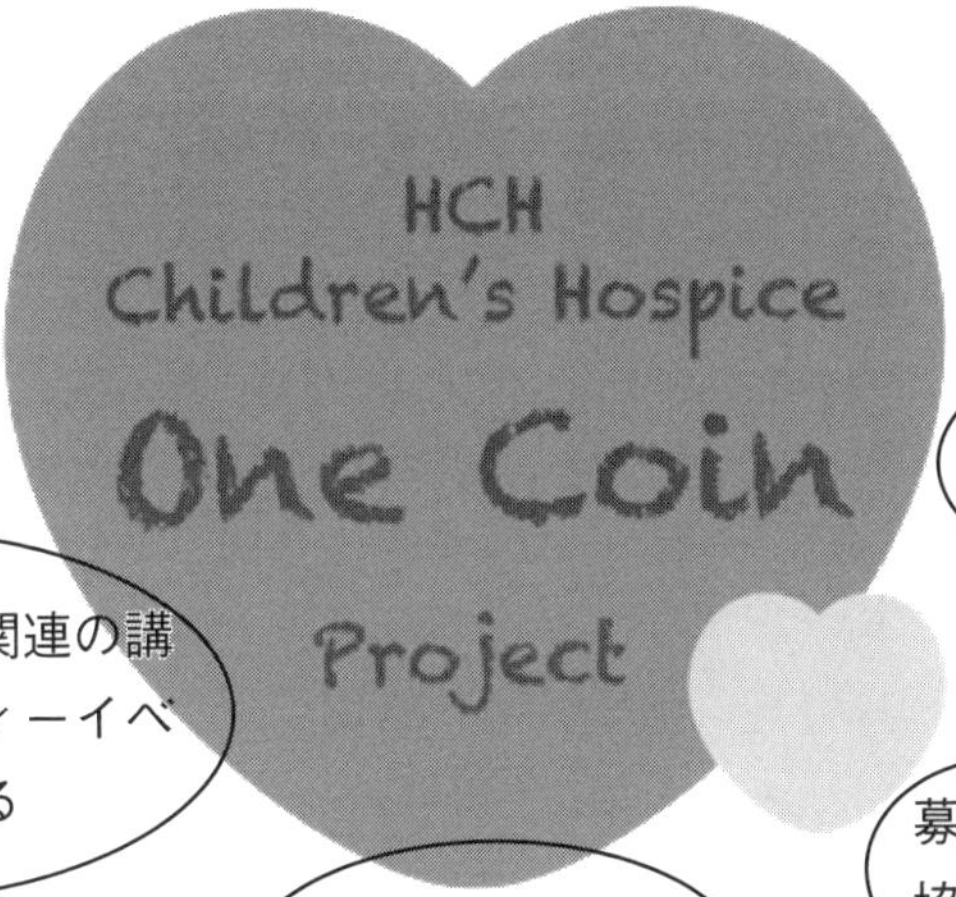

ボランティアとして協力する

こどもホスピス関連の講演会・チャリティーイベント等に協力する

募金に協力する

店舗・事業所などに募金箱を置く

【問い合わせ先】
ホスピス・こどもホスピス病院　事務課
TEL　06-6990-5111 ／ E-mail　kodomo@ych.or.jp
住所　〒533-0033　大阪市東淀川区東中島６丁目 9-3
なお、募金に協力いただける場合は、当院ＨＰをご覧ください。
http://www.ych.or.jp/

宗教法人 在日本南プレスビテリアンミッション
淀川キリスト教病院
Yodogawa Christian Hospital
ホスピス・こどもホスピス病院
Hospice Children's Hospice Hospital

家に残された子どもたちのケア

しぶたね代表　清田悠代

「しぶたね」は、病気の子どものきょうだいのためのボランティアグループです。小さな身体で病気の兄弟姉妹や親御さんを心配し、自分も同じ病気になるのではと不安に思っている子、自分のせいで兄弟姉妹が病気になってしまったのではと罪悪感に苛まれている子、周りの大人の目が自分に向いていないことを感じて自分を大切にする力が弱ってしまっている子、そんなきょうだいたちが安心していられる場所をつくろう、安心して話をできる人を増やそう、と立ち上げました。

私には四歳下の心臓病の弟がいました。弟が十七歳で亡くなり、悲しみでいっぱいだったとき、周りの人から「お姉ちゃんがしっかりしてね」、「お姉ちゃんがお母さんを支えてあげてね」と次々に声をかけられ、泣くことができなくなりました。自分よりも両親のほうがつらいのだから、自分の悲しさは後回しにしなければいけないと思いました。振り返れば、弟が闘病していたころも自分自身の気持ちはずっと後回しでした。さみしい気持ち、不安な気持ち、悔しい気持ち……みんなみんな箱に詰めて、ぎゅっと蓋をしてきたように思います。

弟が亡くなって半年ほど経った冬、寒さで痛くなった私の膝を母がさすってあたためてくれたことがありました。お風呂に入って母の手のぬくもりを思い出したとき、ぽろぽろと涙があふれ、心の蓋が開きました。「私も愛されたいと思ってよかったんだ」やっとそう思う自分を許すことができました。

弟がいなくなってしまった悲しみの中で思い出したのは、中学生のころ、弟が入院する病院の廊下で出会った小さな子どもたちの姿でした。大きな病院の小児病棟は感染予防のため中学生以下の子どもは入ることができず、二、三歳の小さなきょうだいたちが毎日廊下に座り、泣いていました。どんなに泣いても、どんなに「ママ」と呼んでいても、扉の先に行こうとはしない子どもたちの姿はとても悲しくて、子どもがこんなふうに過ごしていていいのだろうかと胸が苦しくなりました。あのころの気持ちが、あの子たちの涙が、再び歩きだす力をくれたように思います。

きょうだいさんたちはたくさんの大切なことを教えてくれます。いっぱい遊んだ後のキラキラの瞳と真っ赤なほっぺの愛らしさ、「これ楽しいね」っていっしょに思うときの心が通じる温かさ、そして、小さく見えること……たとえば、頭をなでること、ぎゅっと抱きしめること、「大好きだよ」って伝えること、そんなことがすごく大切で大きな意味があること。きょうだいさんたちは、私たちの「あなたが大切」の気持ちを上手に受けとめて、可愛い笑顔を返してくれます。その笑顔に私たちは逆に支えられ、癒され、満たしてもらっているんだなといつも思います。
きょうだいも、病気のお子さんも、ご家族の方々も、みんなみんなまるごと大切にされて、だれかの支えになり、明日を楽しみに過ごせるように、そう願って活動を続けていきます。

しぶたねのＨＰ
http://blog.canpan.info/sib-tane/
http://www.facebook.com/sibtane

おわりに

藤井美和

私にとって忘れられない藤縄珠美ちゃんは、大学病院で一年三か月闘病し、天に召されました。その間、私たちは毎週一、二度いっしょに勉強したりお話ししたりしました。学校に早く戻りたいと一生懸命勉強し、また体調の良いときは笑顔で楽しいお話をしてくれました。私は、珠美ちゃんから「応援団長」のご指名を受けました。

あるとき、私が一卵性双生児であることを伝えると、「双子に興味あるぅ」と珠美ちゃん。珠美ちゃんの期待にこたえて、ある祝日、五分違いの双子の妹といっしょにプライベートで珠美ちゃんの病室を訪ねました。病状が重いにもかかわらず、珠美ちゃんは笑顔で私たちを迎えてくれました。そして、私たちが帰るときには、ベッドから起き上がり、笑顔で手を振ってくれました。いつも思い出すのは、あの時の珠美ちゃんの満面の笑顔です。

毎週病室で会う珠美ちゃんでしたが、ときどき私の自宅宛てに手紙を書いてくれました。病室でのお話の続きだったり、ちょっと楽しいお話だったり……。私と妹が病室を訪ねた後も、珠美ちゃんからのお手紙が届きました。お手紙の中には小さなしおりが入っていました。そのしおりには、珠美ちゃんを表すトレードマークの女の子の絵が描かれていました。その女の子の背中には天使の羽、頭の上には天使の輪がついていました。天使になった珠美ちゃんの上にはこう書かれていました。

「あなた達を守ります♡」

そして、そのしおりを裏返すと、「このお守りはいつでも美和先生と理恵さんを守っています」という文字がありました。珠美ちゃんは、天使になって私たちを見守ってくれるというメッセージを送ってくれたのでした。体が震え、ただただ涙があふれました。今でもそのしおりは私の大切な宝物です。

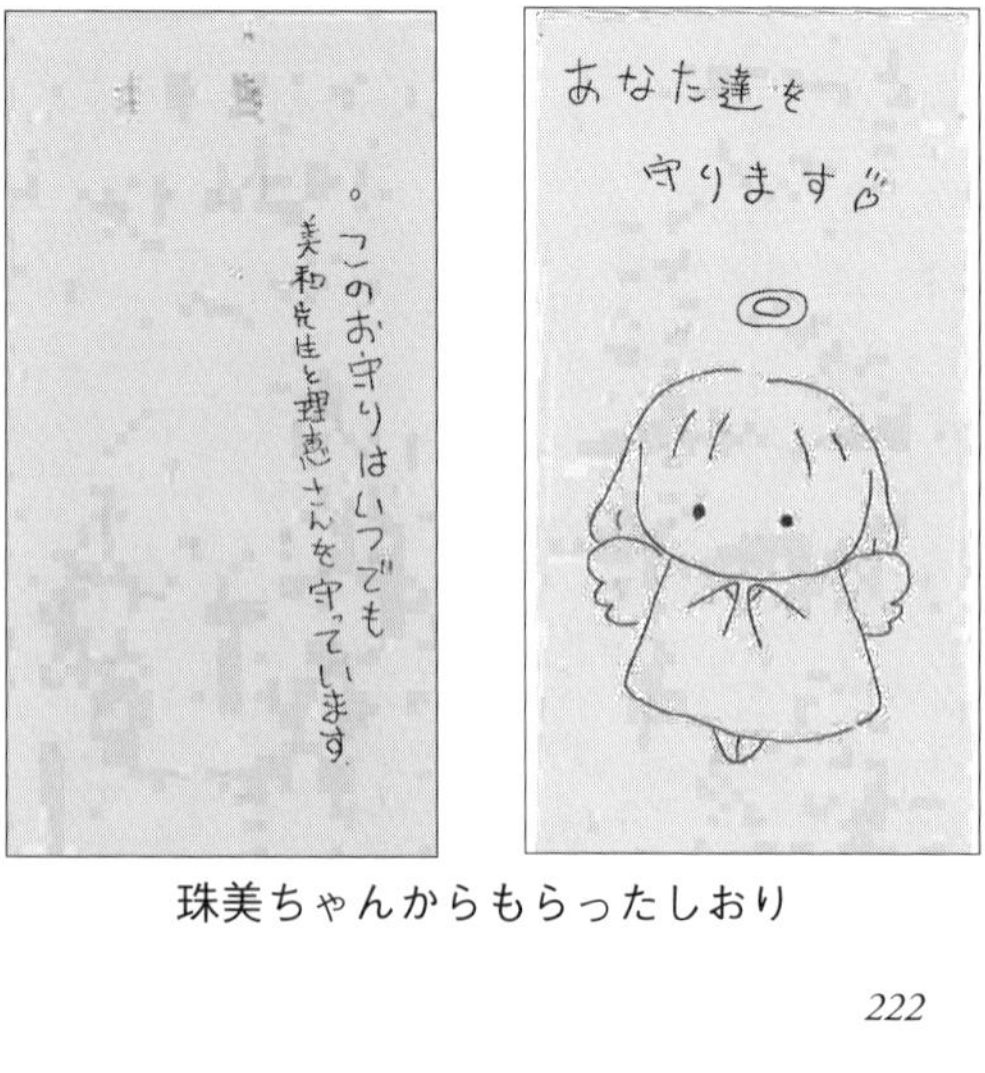

珠美ちゃんからもらったしおり

そして、珠美ちゃんから届いた最後の手紙には、最寄りの駅から珠美ちゃんの自宅までの地図がていねいに書かれていました。地図の横には、中学校の制服を着た笑顔の珠美ちゃんの絵が描いてありました。私は、この手紙を握りしめ、告別式に向かいました。そこには、大好きだった中学校の制服を着た珠美ちゃんが眠っていました。

珠美ちゃんの懸命に生き抜いた姿、それが、今、私が病気の子どもたちやこどもホスピスに関わる大きな支えになっているのです。ありがとう、珠美ちゃん。

子どものいのち、子どものたましいに関わりたい。子どものホスピスについて、メッセージを送りたい。そんな思いをもつ人たちが、鍋谷まこと先生の声かけによって集まりました。これが「御影ブランチ」の始まりです。鍋谷先生からご相談を受け、二人で御影ブランチ設立の準備会を始めたのは二〇一〇年の夏のこと。こどもホスピスに関わる本を出版することは、当初からの目的のひとつでした。

* * *

その際、世界で最初のこどもホスピス〝ヘレン&ダグラスハウス〟の創立者、シスター・フランシス・ドミニカの講演録を翻訳して収めたいという思いは、御影ブランチメンバーで元淀川キリスト教病院看護師の澤田方子さんご夫妻のご寄付によって実現しました。こうして、御影ブランチメンバーを含め、多くの方々がこどもホスピスについて、また、病気の子ども、その親やきょうだいについて、それぞれの賜物を著してくださったことに、心から感謝いたします。特に、愛するお子さんとの思い出を記してくださった、お父さん、お母さんに、心から感謝申し上げます。みなさんの思いは、何より深く、読者のみなさんのたましいに響いたことと確信しています。

この本を読んでくださったみなさまが、ひとりの人として、また専門職者として、子どものいのちについて、家族について、その関わりについて、何かを考え、感じてくだされば、これほど嬉しいことはありません。

一人ひとりの子どものいのち、輝きますように。

鍋谷まこと（なべたに・まこと）
広島大学医学部を卒業後、神戸大学小児科学教室に入局。神戸大学医学部大学院で神経生理学を研究。姫路市総合福祉通園センターで、発達障害、身体障害、てんかんなどの神経疾患の診療に従事。
2004年から淀川キリスト教病院小児科にて診療。現在、ホスピス・こどもホスピス病院院長。
著書に、『ゆっくり育て子どもたち』（いのちのことば社）、『よくわかる発達障害』（共著、ミネルヴァ書房）などがある。

藤井美和（ふじい・みわ）
関西学院大学人間福祉学部教授。
関西学院大学大学院社会学研究科博士課程前期課程修了。ワシントン大学（セントルイス）大学院博士課程修了（Ph.D.）
著書に、『増補改訂版　たましいのケア』（共著、いのちのことば社）、『生命倫理における宗教とスピリチュアリティ』（共編者、晃洋書房）、『ソーシャルワークにおけるスピリチュアリティとは何か―― 人間の根源性にもとづく援助の核心』（共監訳、ミネルヴァ書房）、『死生学とＱＯＬ』（関西学院大学出版会）などがある。

柏木道子（かしわぎ・みちこ）
大阪大学文学部大学院修士課程教育心理学専攻修了。大阪キリスト教短期大学で教育心理学、児童心理学、青年心理学、女性学を担当した後、2000年から6年間、同大学学長。
著書に、『育てるいのち　看取るいのち』『いのちの豊かさ』（共著、いのちのことば社）などがある。

輝く子どものいのち
――こどもホスピス・癒しと希望

2015年５月10日　発行

編　者　鍋谷まこと・藤井美和・柏木道子
印刷製本　モリモト印刷株式会社
発　行　いのちのことば社
〒164-0001 東京都中野区中野2-1-5
電話 03-5341-6922（編集）
03-5341-6920（営業）
FAX03-5341-6921
e-mail:support@wlpm.or.jp
http://www.wlpm.or.jp/

ISBN 978-4-264-03348-6